H.-K. GRÄFE

GRUNDLAGEN UND ERGEBNISSE PHYSIOLOGISCHER ERNÄHRUNGSBILANZEN

Mit 14 Tafeln
(Graphische Darstellungen)

AKADEMIE-VERLAG · BERLIN
1957

Die vorhergehenden Auflagen erschienen in den Abhandlungen
der Deutschen Akademie der Wissenschaften zu Berlin —
Klasse für medizinische Wissenschaften

Durchgesehener Nachdruck der 2. Auflage
Erschienen im Akademie-Verlag GmbH., Berlin W 8, Mohrenstraße 39

Lizenz-Nr. 202 · 100/402/57
Offsetdruck: Druckerei Thomas Müntzer, Bad Langensalza
Bestell- und Verlagsnummer: 5281
Printed in Germany

INHALTSVERZEICHNIS

Praktischer Teil

GELEITWORT

Die Zukunft eines Volkes ist in ganz entscheidender Weise von seiner Ernährung abhängig. Glückverheißend kann sie nur dann sein, wenn die Menschen, die in ihrer Gesamtheit Staat und Volk darstellen, bei voller Gesundheit und Leistungsfähigkeit erhalten werden. Dies ist aber nur bei einer vollwertigen Ernährung möglich, welche den Menschen ständig alle benötigten lebensnotwendigen Bestandteile, von denen wir ca. 50 kennen, zuführt.

Vollwertig ernährte Menschen sind arbeitsam und arbeitsfreudig, sie besitzen große Leistungsfähigkeit und Widerstandskraft gegen Krankheiten und körperliche und geistige Belastungen, sie entwickeln soziale Tugenden, Friedfertigkeit und schöpferische Geisteskräfte. Sie sind langlebig und erhalten ihre physischen und psychischen Kräfte bis ins hohe Alter. Ihre Nachkommenschaft ist gesund und entwickelt sich in optimaler Weise.

Fehlerhaft ernährte Menschen zeigen Minderungen dieser hohen Eigenschaften. Leistungsfähigkeit, schöpferische Kräfte und Wohlbefinden sind bei ihnen beeinträchtigt. Sie ermüden leicht, sind für Krankheiten empfänglich und psychisch labil, neigen zu Unruhe, Unzufriedenheit, Mißtrauen und Streitsucht. Sie verbrauchen sich schneller, die Fortpflanzungsorgane weisen Funktionsstörungen auf, und die Nachkommenschaft bringt schon Mangelschäden und sich später auswirkende ungünstige Organanlagen mit, die ihre Entwicklung zu vollwertigen Menschen beeinträchtigen. Solche Mängel können sogar erst in späteren Generationen zur Auswirkung kommen.

Es muß somit eine Hauptsorge jeder Staatsführung sein, der Bevölkerung eine optimale Ernährung zu bieten. Im großen gesehen ist dies nur erfüllbar, wenn Produktion und evtl. Einfuhr von Lebensmitteln im vollen Einklang mit den Ernährungsbedürfnissen der Bevölkerung stehen. Ein Überblick hierüber kann nur durch Aufstellung von Ernährungsbilanzen gewonnen werden, in denen der Bedarf der nach Alter, Geschlecht und Arbeitsleistung aufgeteilten Bevölkerung, also in alter Terminologie das Soll, dem Haben, d. i. dem vorhandenen Angebot, gegebenenfalls nach Einkommensverhältnissen geordnet, gegenübergestellt wird. Solche Bilanzen sind schon in früherer Zeit im In- und Ausland öfter sowohl unter physiologischen als auch volkswirtschaftlichen Gesichtspunkten aufgestellt worden. Erwähnt seien hier in erster Linie die Arbeiten des KRAUTschen Arbeitskreises des Max-Planck-Instituts in Dortmund. Ferner wurden vor reichlich 20 Jahren sehr beachtliche Berechnungen von v. TYSZKA im Anschluß an die von staatlicher Seite vorgenommenen Haushaltsrechnungen des ehemaligen Statistischen Reichsamtes durchgeführt. Nach unseren heutigen Begriffen sind allerdings die letzteren in mehrfacher Weise unvollkommen. Physiologisch gesehen entsprechen sie nicht der wissenschaftlichen Erkenntnis, da sie sich nur auf die 3 Hauptnährstoffe, Fette, Kohlenhydrate, Eiweiß, und den Energiebedarf, welcher in Kalorien ausgedrückt

wird, beschränken. Nachdem die Bedeutung der Vitamine und Mineralstoffe erkannt ist und ihr entscheidender Einfluß auf alle Lebensvorgänge immer mehr hervortritt, dürfen diese Stoffe nicht länger unberücksichtigt bleiben.

In gesellschaftspolitischer Hinsicht sind die früheren Bilanzen ebenfalls unzulänglich. Es wurden nämlich daraus nur Schlüsse auf die Bedarfsdeckung gezogen, gelegentlich auch einige Hinweise gegeben, daß bei diesen oder jenen Einkommensverhältnissen Mängel oder auch Fehler durch einseitige Bevorzugung teurer Lebensmittel bestehen. Vielleicht wurden auch einige Richtlinien für die Steigerung dieser oder jener Produktion, z. B. Fleisch, Fett, gewonnen. Ein solches Ergebnis ist unbefriedigend und führte mehr zu theoretischen Schlüssen als zu praktischen Maßnahmen.

Unter den Aspekten unserer fortschrittlichen Staatsauffassung hat eine Ernährungsbilanz viel weitergehende Aufgaben. Sie muß ein Wegweiser der Staatsführung sein, welcher zeigt, ob bei allen Werktätigen und sonstigen Bevölkerungsgruppen verschiedenen Alters und Geschlechtes tatsächlich eine optimale Ernährung gesichert ist, wo etwa Mängel bestehen, welcher Art diese sind, und wie sie behoben werden können. Dadurch zeigt die Bilanz gleichzeitig, welche Lebensmittel vermehrt oder vermindert erzeugt oder beschafft werden müssen. Sie lenkt also Landwirtschaft, Lebensmittelindustrie und Im- und Export. Dazu tritt aber eine ganz neue wirtschaftliche Bedeutung. Bei Berücksichtigung der Einkommensverhältnisse zeigt sie an, ob Lohn und Gehalt genügen, um die zu einer optimalen Ernährung erforderlichen Lebensmittel zu erwerben, und schafft die Grundlage für eine den physiologischen Ansprüchen des arbeitenden Menschen gerecht werdende Entlohnung.

Zur Durchführung solcher Untersuchungen wurde im Institut für Ernährungsforschung in Potsdam-Rehbrücke im Jahre 1951 eine Abteilung für Ernährungswirtschaft, -soziologie und -statistik gegründet, deren Leiter in der vorliegenden Arbeit zunächst die Grundlagen für die Aufstellung von Ernährungsbilanzen des skizzierten neuen Typs niedergelegt hat. Hierzu wurden Bedarfsnormen unter Berücksichtigung des Schrifttums und der Verhältnisse unserer Republik errechnet und diesen Sollwerten auf Grund der bestehenden Rationssätze, der zusätzlichen Werkessen und der durch Umfragen unterbauten freien Ankäufe Istwerte gegenübergestellt. Beide Werte sind zunächst gewissermaßen Idealwerte, welche als Normen für weitere Arbeiten dienen. Als Fortsetzung werden sich auf Grund von sich über ein Jahr erstreckenden eingehenden Umfragen Haushaltsbilanzen anschließen. Auch notwendig werdende experimentelle Untersuchungen sind in Aussicht genommen.

Die vorliegende Abhandlung ist somit ein erster Schritt zu einer neuen Ernährungssoziologie und -statistik. Ich hoffe, daß er von Erfolg begleitet sein und der weitere Ausbau dieser Arbeiten zur Erzielung und Sicherung einer optimalen Ernährung der Menschen unserer Republik beitragen wird.

A. Scheunert

Das letzte Ziel der Ernährungsphysiologie ist es, die Ernährungsbedingungen zu eruieren, die für den Menschen optimal sind, d. h. ihm ein möglichst langes Leben bei bester Gesundheit und größter Leistungsfähigkeit garantieren.

K. Lang

ALLGEMEINER TEIL

1. EINFÜHRUNG

Bedenkt man, daß wir zur Zeit etwa 50 lebensnotwendige Nahrungsbestandteile kennen, die alle dem menschlichen Körper in zweckdienlicher Dosierung „von außen" verabreicht werden müssen, um *Vollwertigkeit der Ernährung* zu gewährleisten, so zeigt dies schlagartig die Schwierigkeit, ja die Problematik des Unterfangens, eine *befriedigende Ernährungsbilanz aufstellen* zu wollen. Es liegt auf der Hand, daß man sich bei den anzustellenden Berechnungen, Vergleichen und Schlüssen an *begründete Normen* anzulehnen hat. Das trifft sowohl für die Hauptnährstoffe (vegetabilisches und animalisches Eiweiß, Fett pflanzlicher und tierischer Herkunft und Kohlenhydrate) als auch auf die zu ermittelnden Kalorienwerte zu. Es gilt ferner für die Aussagen über die Vitamine und Mineralstoffe, wobei einige der wichtigsten herauszugreifen waren (für Vitamine: A, B_1, B_2, Nicotinsäureamid und C; für Mineralstoffe: Calcium, Phosphor und Eisen).

Trotz dieser Einschränkung bietet die *Methode des Bilanzierens* „der Ernährung", nämlich der Gegenüberstellung von Soll- und Istwerten, unter verschiedenen Blickrichtungen ein aussichtsreiches Verfahren — sowohl generell für die Gesamtbevölkerung eines bestimmten Gebietes als auch speziell hinsichtlich des Bedarfs von Einzelpersonen, Familien oder bestimmten Berufs- und Werktätigengruppen. Denn mit ihrer Hilfe kann man der *optimalen Nährstoffversorgung* durch Aufhellung gegebener Gesetzmäßigkeiten bzw. wesentlicher Zusammenhänge bei klarer Mitberücksichtigung der gesicherten ernährungsphysiologischen Erkenntnisse einen Schritt näherkommen. Und jeder bescheidene Erfolg in dieser Hinsicht lohnt den höchsten Einsatz, da es um nicht weniger als die Volksernährung und damit weitgehend auch die Volksgesundheit geht.

Bevor man indessen helfend, lenkend und erziehend eingreifen kann, ist es erforderlich, über den tatsächlich gegebenen bzw. möglichen Ernährungsstand bestimmter Bevölkerungskreise in einem exakt umschriebenen Zeitraum möglichst genau Bescheid zu wissen. Brauchbare Unterlagen dafür zu liefern, ist der eigentliche Sinn der Ernährungsbilanzforschung.

Mit allem Nachdruck sei einleitend darauf hingewiesen, daß sämtliche mit dieser Arbeit vorgelegten Bilanzen hinsichtlich der ausgewählten Gesamtversorgung — und zwar nach dem Stande von 1952 — unter dem *Gesichtspunkt der Vollwertigkeit unserer Kost* aufgestellt sind. Weder der Anfall (Produktion und Einfuhr) bestimmter Erzeugnisse, wie etwa Gemüse, noch gegebene Verzehrgewohnheiten, die keine optimale Ernährung gewährleisten (z. B. hoher Verbrauch von Weißbrot an Stelle von Vollkornbrot), durften deshalb für unsere Ernährungsbilanznormen bestimmend sein. Die Fragestellung im Rahmen jeder einzelnen Bilanz lautete vielmehr: Welche ernährungsphysiologisch begründeten Anforderungen hat die jeweils zu untersuchende Bevölkerungs- oder Werktätigengruppe, und durch welche Lebensmittel — qualitativ und quantitativ — konnte ihnen bei der damaligen Versorgungslage am besten entsprochen werden? *Die „richtige" Ernährung und nicht die zufällig gegebene „wirkliche" Ernährung bildete also Ausgangs- und Zielpunkt für unsere heute vorgelegten Ernährungsbilanznormen, die damit als „Idealtypen" auf der Basis von 1952 anzusehen sind.*[1])

2. ZUM BEGRIFF DER BILANZ UND ERNÄHRUNGSBILANZ

Das Wort „Bilanz" kommt aus dem Lateinischen: „bis lancere" bedeutet frei übersetzt „zwei Waagschalen", die sich — um im Bilde zu bleiben — in der Gleichgewichtslage zu befinden haben. Seit Jahrhunderten ist die Vorstellung zweier sich die Waage haltender Größen im Wirtschaftsleben üblich. Regelmäßig alljährlich stellten die Kaufleute im Anschluß an ihre Buchführung die „Bilanz" ihres Unternehmens auf. Sie ermittelten darin in einer „zweiseitigen Rechnung", die sich „in der Balance" zu befinden hatte, den Status ihres Geschäftes in einem bestimmten Augenblick. Auf der linken Seite dieser Rechnung wurden die Vermögensbestandteile erfaßt; auf der rechten Seite waren die Schulden ihres Betriebes (Unternehmens) zuzüglich des eigenen Vermögens („Kapitals") aufgezeichnet. Beide Rechnungen („Seiten") waren zwangsläufig nach der Addition gleich groß, also „ausgeglichen", weil es sich sonst bei diesem Berechnungsverfahren nicht „um eine Bilanz" gehandelt hätte.

Dieser *Grundsatz der Bilanzgleichung* ist schon oft auch auf dem Gebiete der menschlichen Ernährung — im weitesten Sinne des Wortes — mit Erfolg angewandt worden (Kalorienbilanz, Stickstoffbilanz, Eiweißbilanz, Nährstoffbilanz, Vitaminbilanz, Mineralstoffbilanz usw.). Auf diesem Boden handelt es sich also um die *Herbeiführung des Gleichgewichts* eines noch näher festzulegenden Nahrungs-Solls mit dem dazugehörigen Nahrungs-Ist. Freilich ergeben sich im Rahmen der Ernährungsbilanzierung zunächst regelmäßig gewisse *Abweichungen zwischen den Nahrungs-Soll- und Nahrungs-Istwerten.* Ihre Ermittlung ist geradezu als Sinn solcher Berechnungen anzusehen. Denn es soll durch sie erkannt werden, wo sich — unter dem Gesichtspunkt optimaler Ernährung — der zugrundegelegte bzw. erreichte Versorgungsstand mit den ernährungsphysiologisch zu stellenden Anforderungen in Übereinstimmung befindet — oder anders ausgedrückt: ob er als ausreichend, angemessen, reichlich bzw. noch nicht befriedigend anzusprechen ist. Insofern weicht der Begriff „Ernährungsbilanz" von der oben angedeuteten Bilanzvorstellung im strengen Sinne ab: Die zweiseitige Rechnung für Nährstoffbedarf und Nährstoffdeckung ist regelmäßig *nicht* vollkommen ausgeglichen; deshalb wird, obgleich es *begrifflich unkorrekt* ist, in diesem Zusammenhang oft nicht unzutreffend von „positiver" bzw. „negativer" Bilanz gesprochen.

Zwei Hauptmöglichkeiten des praktischen Vorgehens bieten sich an, je nachdem, von welchen Voraussetzungen bzw. mit welchen Absichten bei der Aufstellung von *Ernährungsbilanzen* ausgegangen wird. Erstens können sie — nach bestimmten Umrechnungen zur Erlangung einheitlicher Bemessungsgrundlagen (z. B. Kalorien, Eiweißgehalt usw.) — unter dem Gesichtspunkt aufgestellt werden, für bestimmte geographische Räume den jährlichen Anfall an Nahrungsgütern zu dem durchschnittlichen Verbrauch ins Verhältnis zu setzen.[2]) Statistische Erhebungen über Größe der landwirtschaftlich

[1]) Näheres darüber vgl. S. 16

[2]) Vgl. z. B. Kuczynski, R.: Deutschlands Versorgung mit Nahrungs- und Futtermitteln. Berlin 1926.
Erster Teil: Statistische Grundlagen.
Zweiter Teil: Pflanzliche Nahrungs- und Futtermittel.
Dritter Teil: Tierische Nahrungs- und Futtermittel.
Vierter Teil: Ernährungs- und Fütterungsbilanz.

genutzten Fläche, Bodenqualität, Menge und Art der anzubauenden Erzeugnisse, durchschnittliche oder erfaßte Hektar- bzw. Gesamterträge in Vergangenheit und Gegenwart [1]) bieten hinsichtlich der pflanzlichen Nahrungsgüter wesentliche Unterlagen. In analoger Weise werden für den Sektor des Nutz- und Schlachtviehes auf Grund der Tierbestände die Zahlen der Schlachtungen sowie durchschnittliche Schlachttiergewichte ermittelt. Des weiteren sind Umfang, Verarbeitung und Erzeugung der hochwertigen Lebensmittel im Bereiche des Molkereiwesens nach entsprechenden Erhebungen und vorliegenden Berechnungen unter verschiedenartigen Gesichtspunkten statistisch auszuwerten. Mit Hilfe bestimmter „ernährungswirtschaftlicher Leistungsmaßstäbe" (z. B. *Verzehrwert*, unterteilt nach Direktverzehr, Indirektverzehr und Mischverzehr, oder *Getreidewert*), die freilich als solche oft recht problematisch sind, können dann einheitliche „Umrechnungsnenner" geschaffen werden.[2])

Durch ausgewogenes, möglichst zutreffendes Ins-Verhältnis-setzen dieser so gewonnenen Werte zu der Bevölkerungszahl, wobei jeweils Altersstufe, Geschlecht, Berufsart und -schwere so genau wie möglich zu berücksichtigen sind, kommt man zu einer „ernährungswirtschaftlichen Bilanz" für den zugrundegelegten politischen Raum in dem Sinne, daß für Nahrungsmittelanfall und -bedarf Durchschnittswerte ermittelt werden können. Diese Größen dürften sich ebenfalls zunächst regelmäßig nicht die Waage halten, also — im strengen Sinne — nicht „bilanzieren". Vielmehr werden sie ausweisen, ob für das untersuchte Gebiet Mangel oder Überschuß auf der gewählten Basis (Kalorien, Eiweiß usw.) gegeben ist. Der endgültige Ausgleich läßt sich vielmehr erst unter Mitberücksichtigung von Importen sowie Bedarfsangleichungen an die bereitstehenden Mengen im Rahmen kurz- bzw. langfristiger Planungen erzielen.

Diese vorwiegend unter agrarischem Blickpunkt anzustellenden Überlegungen und Berechnungen in der Absicht, produktions- und bedarfsorientierte Ernährungsbilanzen mit der ihnen eigenen Problematik aufzustellen, sollen uns in dieser Arbeit nicht beschäftigen. Fest steht, daß sie auf weite Sicht eine nachhaltige Bedeutung als Basis zu treffender Maßnahmen für die Wirtschafts- und insbesondere Ernährungspolitik und -planung haben.

In der vorliegenden Untersuchung wollen wir uns demgegenüber mit dem Fragenkreis der Ernährungsbilanz unter einem anderen, nämlich dem *ernährungsphysiologischen Blickpunkt* beschäftigen. Bei dieser Voraussetzung ist es notwendig, den jahresdurchschnittlichen Gesamtverzehr an allen zugrundegelegten bzw. tatsächlich verbrauchten Nahrungsmitteln für einzelne Verbraucher oder Familien zu der jeweiligen wissenschaftlich ermittelten Bedarfsnorm ins Verhältnis zu setzen. Besondere Bedeutung kommt dieser Zielsetzung auf Grund der prinzipiellen gesellschaftlichen Strukturwandlung im Laufe der letzten 50—75 Jahre zu (Verstädterung, Industrialisierung). Durch laufende Verfeinerung der Methodik wird insbesondere angestrebt, *für ganz bestimmte Berufszweige Bedarfsnormen zu errechnen*, um sie mit den durch Umfragen ermittelten, tatsächlich verzehrten Lebensmittelmengen zu vergleichen. Auf diese Weise können — gleichsam experimentell — z. B. der Gesundheitsführung exakte Unterlagen für bisweilen noch vorhandene Mängel in der Ernährung bereitgestellt werden; umgekehrt

---

[1]) Vgl. z. B. HOFFMANN, E.: Über den Ertragszuwachs in der deutschen Landwirtschaft, Forschungen und Fortschritte, Berlin, 27, 36 (1953).

[2]) Näheres darüber vgl. z. B. bei KRÜGER, W.: Die Ernährung von Mensch und Tier nebst Tabellen für die gesamte Ernährungswirtschaft, Göttingen-Grone 1946; HOFFMANN, E.: Zum Problem der ernährungswirtschaftlichen Leistungsmaßstäbe, Kühn-Archiv, Halle, 64, 1 (1951); SCHULZ, G.: Ernährungsmöglichkeiten der westdeutschen Landwirtschaft, Schriftenreihe des AID, Nr. 6, 1951.

wird durch so aufgefaßte Bilanzen deutlich auf eine vielleicht vorhandene Überernährung (Luxuskonsumtion als Ernährungsproblem der Zukunft) hingewiesen.

Wesentliche Hilfe für die Aufhellung dieser volksgesundheitlich entscheidenden Aufgabenkreise liefern vor allem gut vorbereitete und gewissenhaft aufgestellte *Haushaltsrechnungen*. Bestimmte, in jedem Falle besonders anzusprechende Verbraucherkreise haben danach auf Grund einheitlich entworfener gedruckter Muster von Zeit zu Zeit ermächtigten Zentralstellen ihren *wirklichen Lebensmittelverzehr für eine bestimmte Periode* bekanntzugeben. In Anlehnung an die Gewohnheiten bei früheren analogen Erhebungen sowie die internationalen Gepflogenheiten soll durch geeignete, auf spezifisch ernährungsphysiologische Bedürfnisse abgestellte Umfragen, die am zweckmäßigsten über ein ganzes Jahr laufen müßten, für das Gebiet der DDR in Verbindung mit der Staatlichen Zentralverwaltung für Statistik bei der Staatlichen Plankommission Berlin der Stand der Lebenshaltung typischer Familien erfaßt werden, wozu die Vorbereitungen bereits getroffen sind. Im Anschluß daran wären von unseren Instituten für „Ernährungsforschung" sowie „Vitaminforschung" in Rehbrücke die Ergebnisse zu ermitteln und auszuwerten.

Nach diesen Andeutungen empfindet man wohl deutlich, daß so verstandene, unter ernährungsphysiologischem Blickpunkt durchgeführte gegenwartsnahe Untersuchungen hinsichtlich des Lebensmittelverzehrs zahlenmäßig exakte Unterlagen für das Gewahrwerden und den Nachweis von Schwächen bzw. Abweichungen vom Normalen in der Volksernährung liefern. Sie aber sind die entscheidenden Voraussetzungen für ihre Überwindung durch zutreffende „Ausbalancierung". Damit bieten vorsichtig aufgestellte und richtig zu lesende ernährungsphysiologische Bilanzen geradezu einen *Schlüssel zur Gesamtbeurteilung von Volksgesundheit*, Leistungsfähigkeit, Kraft und Lebensmut der Menschen unserer Gegenwart.

3. AUFBAU, INHALT UND HAUPTERGEBNIS ERNÄHRUNGSPHYSIOLOGISCHER BILANZNORMEN

Auf Grund ihrer im vorigen Abschnitt umschriebenen Bedeutung sind im „Institut für Ernährungsforschung Rehbrücke" in Anlehnung an den unterschiedlichen Tageskalorienbedarf je nach Alter, Geschlecht und Berufsschwere *13 ernährungsphysiologisch begründete Bilanzen als Normenvorschläge* ausgearbeitet worden. Wohl ist der dabei gewählte Ausgangspunkt des Kalorienbedarfs verschieden schwer Arbeitender bzw. Heranwachsender eine wesentliche *Voraussetzung* für die jeweils benötigten Nahrungsmittelmengen.[1]) Indessen stellt die „Kalorie" als Wärmeeinheit nur ein *Energiemaß* dar. Darum beginnt die wahre Aufgabe des Ernährungsforschers erst *nach* der Festlegung eines anerkannten Tageskaloriensatzes für die einzelnen Berufs- und Bevölkerungsgruppen. Anders ausgedrückt: für eine vollwertige Ernährung als Grundlage guten Wachstums in der Jugend, dauernder Gesundheit und gleichbleibender volkswirtschaftlicher Leistungsfähigkeit kommt es auf eine *optimale Zusammenstellung der verzehrten Nährstoffe* an (Eiweißkörper, Fettstoffe, Kohlenhydrate, Vitamine, Mineralstoffe usw.).[2]) Aus solchen Erwägungen scheinen uns weitgehend detaillierte, physiologisch orientierte Ernährungsbilanzen auf der Basis ausgesprochen gemischter Kost von besonderem Nutzen zu sein.

---

[1]) Vgl. *meinen* Aufsatz: „Nahrungsbedarfsnormen für qualifizierte und nichtqualifizierte Produktionsarbeiter", Die Pharmazie, 7, 800 (1952).

[2]) Eine grundsätzliche Stellungnahme findet sich bei A. Scheunert, Ernährungsprobleme der Gegenwart, Sitzungsberichte der Deutschen Akademie der Landwirtschaftswissenschaften zu Berlin, 1,1 (1952). Näheres darüber vgl. auch auf S. 17 f. in dieser Arbeit.

Im einzelnen handelt es sich bei den zunächst erarbeiteten, heute vorgelegten Vorschlägen um *drei Hauptgruppen von Bilanzschemata*:

a) für Arbeiter (leicht und mittelschwer Arbeitende, Schwerarbeiter und Schwerstarbeiter mit durchschnittlichen Tageskalorienbedarfssätzen von 2800, 3000, 3400, 3900, 4200, 4500 und 5000 kcal. = Kilo-Kalorien),

b) für weibliche Berufstätige in Büros[1]) und Hausfrauen mit unterschiedlich hohen Kalorienbedarfsanforderungen (2200, 2400 und 2800 kcal.). Die Besonderheiten des Bedarfs von Schwangeren und stillenden Müttern werden im Rahmen dieser Untersuchung nicht berücksichtigt.

c) für verschiedene Altersstufen von Heranwachsenden (1350, 1800 und 2600 kcal.).

In dem von uns gewählten System werden — von links nach rechts vorschreitend — folgende *vier Bilanzanordnungen* vorgenommen:

1. Kalorien-Bilanz,
2. Nährstoff-Bilanz (Eiweiß, Fett und Kohlenhydrate),
3. Mineralstoff-Bilanz (Calcium, Phosphor und Eisen),
4. Vitamin-Bilanz (A, B_1, B_2, Nicotinsäureamid und C).

Ergänzend ist es von besonderer Bedeutung für die Feststellung einer „richtigen" Ernährung, zu ermitteln, nach welchen Überlegungen und in welcher Aufteilung das *Haushaltsgeld für Nahrungsgüter* ausgegeben wird; darüber befinden sich im folgenden Abschnitt 4 einige Hinweise und Berechnungen.

Das gewählte Bilanzschema weist zunächst in einer Horizontalspalte die *wissenschaftlich erhärteten bzw. kritisch-gesicherten „Ernährungs-Soll-Werte"* aus. Für einen Arbeiter von 70 kg Gewicht — etwa auf der oben angedeuteten Basis von 3000 kcal. täglichem Nahrungsbedarf — sieht sie folgendermaßen aus:

Ernährungs-Soll-Werte [2])

Text	Rationssatz	Kalorienbedarf		Hauptnährstoffbedarf			Mineralstoffbedarf			Vitaminbedarf				
Lebensmittelbedarf bei gemischter Kost	Monatsration	Kalorien in 100 g Subst.	Kalorien im Monat	Eiweiß	Fett	Kohlenhydrate	Calcium	Phosphor	Eisen	A	B_1	B_2	Nic.-amid	C
	g			g	g	g	mg	mg	mg	I. E.	mg	mg	mg	mg
Ernährungs-Soll (Tagesbedarfssätze)	(Lebensmittelmengen) [3])		90 000 (= tgl. 3000)	70	70	503	1000	1200	12	2500	1,50	1,80	15,00	125 (75) (50)

[1]) Die Ernährungsbedarfsanforderung der werktätigen Frauen außerhalb von Büros errechnet sich nach den gleichen Sätzen, wie sie für die entsprechenden Arbeiterkategorien (oben unter a) angegeben wurden, abzüglich eines Abschlages von 15%. Zur Begründung dieser 15%igen Minderung vgl. meinen Aufsatz in der „Pharmazie" (a. a. O., S. 805), wo es hierüber heißt: „. . . erfahrungsgemäß errechnet sich für die Frau infolge ihrer geringeren Durchschnittskörpergröße sowie -oberfläche und damit ihres geringeren Durchschnittskörpergewichts ein niedrigerer Gesamtkalorienbedarf nicht nur auf Grund der GUkcal. (Grundumsatzkalorien), sondern auch auf Grund der BAkcal. (Berufsarbeitskalorien); er beträgt nach oft wiederholten Messungen im Max-Planck-Institut Dortmund gegenüber demjenigen des Mannes nur etwa 85%.

Die Ermäßigung des Bedarfes an Berufsarbeitskalorien ergibt sich auf Grund der angegebenen Quelle als Folge der Mitbewegung eines geringeren Körpergewichtes während des Arbeitsganges."

[2]) Ihre eingehende Begründung findet sich im „Besonderen Teil", S. 22 ff.

[3]) Der Einzelnachweis der in Klammern beigefügten Angaben findet sich nur in der Tabelle für die *Ernährungs-Ist-Werte* auf S. 68/69.

Die im Anschluß daran nach dem gleichen Prinzip ermittelten „*Ernährungs-Ist-Werte*“ (Kalorien-, Hauptnährstoff-, Mineralstoff- und Vitaminverbrauch) werden für jede einzelne Bedarfsträgerkategorie einheitlich in *zwei Hauptabteilungen* zusammengefaßt. Die *Abteilung A* umschließt die „noch bewirtschafteten Lebensmittel“ Fleisch, Fett und Zucker. Die bereitgestellten Mengen ergeben sich — wieder beispielhaft für einen Arbeiter mit einem Tagesnahrungsbedarf von 3000 kcal. — aus der Lebensmittelgrundkarte und der Zusatzkarte C. In der *Abteilung B* werden anschließend die „frei käuflichen Lebensmittel“ zuzüglich des üblichen, im Betriebe ausgegebenen warmen Mittagessens ausgewiesen.

So wenig es bei diesem orientierenden Überblick auf Einzelheiten hinsichtlich der eingehenden statistischen Verarbeitung ankommen kann, wollen wir doch vermerken, daß die Untergliederung z. B. für die noch bewirtschafteten Lebensmittel Fleisch, Fett und Zucker sehr ins einzelne gehend durchgeführt wurde, um den *wirklichen täglichen Einkaufs- und Verzehrverhältnissen* so nahe wie möglich zu kommen. Am Beispiel des Fleisches sei das zugrundegelegte Verfahren auf der Basis von 3000 kcal. Tagesbedarf angedeutet:[1]) Monatlich zur Verfügung stehende Gesamtmenge: 1950 g (Grundkarte 1350 g + Zusatzkarte C 600 g). Davon sollen 950 g oder knapp die Hälfte auf Fleisch (mit Knochen) im engen Sinne entfallen, und zwar unterteilt in 600 g Schweinefleisch, I. Güteklasse, und 350 g Rindfleisch, II. Güteklasse. Die verbleibenden 1000 g werden zum Einkauf von Wurst verwendet, und zwar 400 g Leberwurst, 400 g Blutwurst und 200 g Mettwurst (der letzte Posten im Verhältnis 1 : 0,75 gemäß den amtlichen Anordnungen).[2]) — Eine sinngemäße Aufgliederung in Butter, Margarine, Schlachtfette und Öl folgt für die monatlich zur Verfügung stehende Nahrungsfettmenge von 1450 g — und zwar nach den amtlich festgelegten Anteilsätzen der einzelnen Fettstoffe.

Im Rahmen der *Abteilung B*, welche die „frei käuflichen Lebensmittel“ umschließt, stehen für die Berufstätigen zunächst die täglich verabreichten Kalorienmengen eines der verschiedenen Werkessen fest. Aus einer konkreten Zusammenstellung der im Laufe des Jahres verausgabten Werkessen verschiedener Betriebe wurden für die wichtigsten Werkessengruppen — verteilt über die vier Jahreszeiten — jeweils *15 typische Mittagsmahlzeiten* ausgewählt und nach dem oben geschilderten Prinzip des Vier-Bilanzen-Systems hinsichtlich der enthaltenen Nähr-, Mineral- und Wirkstoffe vollständig durchgerechnet. Diese 15 jahreszeitlich unterschiedlichen Werkessen haben als Repräsentation für sämtliche im Laufe des Jahres verabfolgten Mittagessen der jeweils zugrundegelegten Werkessenstufe zu gelten.[3]) Danach ließ sich nun — in engster Anlehnung an die Wirklichkeit — ermitteln, welche *tägliche Durchschnittsmenge* an den einzelnen Hauptnähr- sowie Mineralstoffen und Vitaminen auf jeden einzelnen Arbeiter sowohl aus den Kartenzuweisungen wie auch aus den Werkessen tatsächlich kam.[4])

---

[1]) Vgl. dazu die entsprechende Bilanz S. 68/69.

[2]) Auf den möglichen Einwand, warum *gerade diese Unterteilung* der gewichtsmäßig feststehenden Fleischgesamtmenge vorgenommen wurde, wäre zu erwidern, daß für eine exakte Berechnung ein *einheitlicher Normenwert* zugrundegelegt werden mußte. Die gewählten Richtsätze für die Aufteilung wurden als *Ergebnis eingehender Umfragen* der jeweils entsprechenden Werktätigengruppen ausgemittelt. Weiter sei betont, daß eine *etwas andere Zusammensetzung* wohl gewisse Schwankungen in den Anteilen der einzelnen Nährstoffe ergeben hätte, mit denen bei normativer Festlegung zwangsläufig gerechnet werden muß. Wesentliche Veränderungen würden, da die Gesamtzuteilung feststand, daraus nicht resultieren, wenn nicht etwa ganz einseitig *nur Fleisch* oder *nur Wurst einer bestimmten Sorte* auf die gesamte Markenmenge verlangt würde. Dies wäre indessen ein extremer Sonderfall, der bei unserer *engsten Anpassung an die wirklichen Verzehrgewohnheiten* schon aus diesem Grunde vernachlässigt werden müßte.

[3]) Näheres siehe im „Anhang A“, S. 64 ff.

[4]) Vgl. dazu *meinen* Aufsatz: „Ernährungswissenschaft hilft der Praxis.“ Das Deutsche Gesundheitswesen, 8, 1059 (1953).

Hinsichtlich der übrigen „frei käuflichen Lebensmittel" (Brot, Kartoffeln, Gemüse, Marmelade usw.) konnten sowohl durch entsprechende Rückfragen bei den beruflich Zugehörigen wie auch durch vorsichtiges Abstimmen mit den fachlich zuständigen Abteilungsleitern des „Instituts für Ernährungsforschung" in engen Grenzen schwankende Normen ermittelt werden, die ebenfalls nach ihrer endgültigen Festlegung als Repräsentation für die gesamte untersuchte Arbeiterkategorie anzusehen waren.[1]) Kleine Abweichungen im individuellen Verzehr heben sich weitgehend dadurch auf, daß die *Gesamtnahrungsmenge im Rahmen der hier beispielhaft zugrundegelegten Bilanz mit täglich 3000 oder monatlich 90000 kcal. bindend feststand.* Das gleiche trifft für alle anderen Bilanzen mit einem höheren bzw. niedrigeren Tageskalorienbedarf zu. Im übrigen wollen und können „Normen" begriffsmäßig nie mehr sein als „Richtmaße", die in unserem Falle also „Durchschnittswerte" liefern. — Zu ergänzen bleibt, daß in der Abteilung „frei käufliche Lebensmittel" — wieder in Anlehnung an die tatsächlichen Gepflogenheiten — in einem bescheidenen Umfange auch HO-Käufe (z. B. Magerkäse, Margarine, Wurst usw.) enthalten sind. Ihre Mitberücksichtigung ist besonders in preislicher Hinsicht interessant.[2])

Als Ergebnis dieser Arbeit fanden wir als *Ernährungs-Ist* bei der untersuchten Bedarfsnorm von 3000 kcal./Tag *folgende ernährungsphysiologisch hochinteressanten Endwerte* (in Klammern die Soll-Werte): Eiweiß = 89 g (70 g), Fett = 74 g (70 g), Kohlenhydrate = 476 g (503 g), Calcium = 920 mg (1000 mg), Phosphor = 1887 mg (1200 mg), Eisen = 20 mg (12 mg), Vitamin A = 8022 Internationale Einheiten (I. E.) (2500 I. E.), Vitamin B_1 = 2,06 mg (1,50 mg), Vitamin B_2 = 1,36 mg (1,80 mg), Nicotinsäureamid = 17,58 mg (15 mg), Vitamin C = 50 mg (Optimalbedarf nach SCHEUNERT 125 mg; Durchschnittssatz 75 mg; ausreichende Menge 50 mg.[3]))

Zur Beurteilung dieser errechneten Tagesnährstoff-Istwerte wäre noch auf folgendes hinzuweisen: Bei Verwendung von Nahrungsmittel*tabellen* — in unserem Falle wurde für die Hauptnährstoffe SCHALL,[4]) für Vitamine SCHEUNERT[4]) und für Mineralstoffe eine Berechnung des VOEDING[4]) zugrundegelegt — werden für die einzelnen Nahrungsgüter Mittelwerte ausgewiesen, die regelmäßig von *guten Durchschnittserzeugnissen* ausgehen. Auch bei Anerkenntnis derartig gefundener Normen für den Nährstoffgehalt ist nun der Organismus *nicht* in der Lage, die mit dem Nahrungsgut aufgenommenen Nährstoffe *vollständig* auszunutzen. Nicht alle N-haltigen Substanzen z. B. stellen — nach Multiplikation mit dem bekannten Faktor 6,25 — verwertbares Eiweiß dar; auch die Feststellungen im Zusammenhang mit dem Verzehr vorwiegend kohlenhydrathaltiger Lebensmittel zeigen, daß ernährungsphysiologisch nicht auswertbare, also unverdauliche „Rohfaseranteile" mit der Nahrung aufgenommen werden.[5]) Dies bedingt,

---

[1]) Es sei betont, daß nur *die* Mengen an Nährstoffen zugrundegelegt wurden, die effektiv „gegessen" werden. Sämtliche „Abfälle" — sowohl bei der Gewinnung der Erzeugnisse wie auch die „Küchen*abfälle*" im engen Sinne — sind also aus unseren Werten *bereits ausgeschieden.*

[2]) Siehe nächsten Abschnitt, S. 15 f.

[3]) Die Skorbutschutzgrenze liegt bei etwa 15—20 mg.

[4]) Begründung und Quellenangabe vgl. S. 22, Anm. 1, 4 und 5.

[5]) Vgl. dazu z. B. LANG, K. (Die Physiologie der Ernährung, in: LANG-SCHÖN „Die Ernährung", Berlin 1952), bei dem es hierzu auf S. 67/68 heißt: Die in Nahrungsmitteltabellen „aufgeführten Eiweißwerte sind Angaben über ‚Roheiweiß', als was man konventionellerweise den mit dem Faktor 6,25 multiplizierten N-Gehalt bezeichnet. Diese Art der Berechnung bedingt einige Fehler. Der wichtigste besteht darin, daß keineswegs immer alle in einem Nahrungsmittel vorhandenen N-haltigen Substanzen Eiweiß sind. Häufig kommen in Nahrungsmitteln größere Mengen niedermolekularer N-haltiger Verbindungen vor (freie Aminosäuren, Amide wie z. B. Asparagin und Glutamin, Betaine, biogene Amine, Purinbasen, Alkaloide u. a. m.), welche einen Eiweißgehalt vortäuschen... Auch die Spalte ‚Kohlenhydrat' der Nahrungsmitteltabellen bedarf einiger Erläuterungen. Was hier unter Kohlenhydrat figuriert, ist im

daß zum Zwecke einer möglichst vollständigen Deckung des physiologischen Nährstoffbedarfes, soweit er auf dem experimentell gemessenen Kalorienverbrauch (Respirationsversuch) basiert, auch im Rahmen von Ernährungsbilanzen kalorien- bzw. nährwertmäßig in den Grenzen des Möglichen *auf die durchschnittliche Quote der vom Körper ausnutzbaren Anteile* Rücksicht genommen wird („Reinkalorien" nach RUBNER). Während LANG in seiner soeben erwähnten Arbeit davon spricht, daß man dem Verbraucher bei üblicher gemischter Kost infolge nicht vollständiger Ausnutzung im Mittel „8% mehr zubilligen" muß als seinem theoretischen Bedarf entspricht, stellt KRAUT — unter ausdrücklicher Beschränkung auf den *Kalorien*verlust und damit lediglich hinsichtlich der *Hauptnährstoffe* Eiweiß, Fett, Kohlenhydrate — in einer 1951 veröffentlichten Abhandlung von grundsätzlicher Bedeutung[1]) eine *durchschnittlich 94%ige Resorption im Verdauungstrakt fest, was einem nur 6%igen Kalorienabschlag* entsprechen würde.[2])

Interessant sind in diesem Zusammenhang schließlich die Angaben von ATWATER-BRYANT[3]), die in einer kleinen Tabelle „*Korrigierte Brennwerte*" mit dem Ergebnis vorlegen, daß die mittleren Ausnutzungsverluste bei Kohlenhydraten 2%, bei Fett 5% und bei Eiweiß 8% betragen. Bedenkt man weiter, daß nach den kritisch-gesicherten Erkenntnissen der modernen Ernährungsforschung — vgl. die analogen Befunde in unseren Bilanzen — die kalorienmäßige Aufteilung einer vollwertigen Ernährung durchschnittlich zu etwa $^1/_8$ aus Eiweiß, zu knapp $^1/_4$ aus Fett und zu reichlich $^5/_8$ aus Kohlenhydraten besteht, so würde dies sogar nur einem *gewogenen kalorischen Ausnutzungsverlust von 3,5%* entsprechen. Ein Mittelwert zwischen den Angaben von KRAUT bzw. SCHALL und ATWATER-BRYANT ergibt danach *etwa 5%*. Um diesen Prozentwert sind einheitlich in unseren sämtlichen Bilanzen die zugrundegelegten Nahrungsmengen nach dem Prinzip der Prozentrechnung *im Hundert* erhöht worden, so daß auch dem durchschnittlichen Ausnutzungsverlust beim Verbrennungsprozeß einer üblichen gemischten Kost in den Grenzen genügt wird, die im Rahmen einer Untersuchung als Basis für eine statistische Massenbeobachtung geboten erscheinen[4]).

Die oben nur skizzenhaft angedeutete Zusammenstellung weist im *Endergebnis* ein Kalorienverbrauchsverhältnis von Eiweiß : Fett : Kohlenhydraten = 365 : 688 : 1952 aus. Anders und übersichtlicher ausgedrückt heißt das: *von 100 verbrauchten Wärmeeinheiten (Kalorien) fallen auf Eiweißstoffe 12, auf Fett 23 und auf Kohlenhydrate 65 Anteile.* Das aber ist nach dem heutigen Stand der wissenschaftlichen Erkenntnis als eine ernährungsphysiologisch gute Relation anzusehen[5]). Bei ihr dürfte auf die Dauer volle Gesundheit und gleichbleibende volkswirtschaftliche Leistungsfähigkeit gesichert erscheinen, soweit diese von der Ernährung abhängig sind — vorausgesetzt, daß auch

allgemeinen die Fraktion der ‚stickstofffreien Extraktstoffe', in die neben den Kohlenhydraten noch andere Stoffe, wie Gummistoffe, Schleimsubstanzen der Pflanzen, organische Säuren und Bestandteile der Zellmembranen (‚Rohfaser') eingehen. Nicht alle diese Stoffe sind aber für den Menschen ernährungsphysiologisch wertvoll."

[1]) KRAUT, H.: Berechnung des Nahrungsbedarfs im Bundesgebiet als Grundlage einer zu voller volkswirtschaftlicher Leistung ausreichenden Ernährung, Schriftenreihe des AID, Heft 2 (1951).

[2]) Siehe analog SCHALL, H.: Nahrungsmitteltabelle, Leipzig 1942, S. VI.

[3]) Zitiert bei LANG, K., a. a. O., S. 68.

[4]) Daß darüber hinaus bei den Vitaminen und Mineralstoffen die Ausnutzungswerte weitgehend anders (niedriger) liegen, wird im folgenden „Besonderen Teil" eingehend diskutiert. Indessen mußten wir uns, wie nicht weiter begründet zu werden braucht, hinsichtlich der Lebensmittelzugabe im Zusammenhang mit der nicht vollständigen Ausnutzungsquote für *alle*, also auch die akzessorischen Nährstoffanteile zwangsläufig auf einen einzigen prozentualen Zuschlag (5%) beschränken.

[5]) Eingehende Begründungen und Quellenangaben vgl. für Eiweiß S. 22 ff. und für Fett S. 34 ff.

hinsichtlich des Vitamin- und Mineralstoffbedarfs ein ähnlich angemessenes Verhältnis gewährleistet werden kann.

Da bezüglich des Eiweißes die Anteile von animalischem und vegetabilischem Gramm- bzw. Prozentwert von hervorragender Bedeutung sind, wurde zusätzlich auch diese *Eiweißrelation* ermittelt: sie beträgt für die untersuchte Norm (3000 kcal.) 35 g (animalischer Anteil) zu 54 g (vegetabilischer Anteil), oder prozentmäßig ausgedrückt: 39 % : 61 %. Mit anderen Worten: der Anteil des animalischen Eiweißes errechnet sich gegenüber dem *tatsächlich verzehrten Gesamteiweiß* von 89 g auf 39% und beträgt damit mehr als ein Drittel; gegenüber der *Tagesbedarfsnorm von 70 g* macht er sogar genau die Hälfte (50 %) des Gesamteiweißes aus, was in beiden Fällen ernährungsphysiologisch als *vollauf befriedigend* anzusehen ist.

4. ERFASSUNG DER NORMATIVEN LEBENSMITTELKOSTEN IM RAHMEN VON BILANZEN

Eine formal wie inhaltlich noch so korrekt aufgebaute Ernährungsbilanz unter dem Gesichtspunkt „richtiger", also vollwertiger Kost, hätte wenig praktische Bedeutung, wenn nicht gleichzeitig die *täglichen bzw. monatlichen Nahrungsmittelkosten* als ausreichend erkannt würden. Denn die Werktätigen mit ihren verschieden hoch liegenden Nahrungsbedarfsanforderungen interessiert in erster Linie, ob ihr Lohn ausreicht, um sich auf die Dauer die notwendigen Lebensmittel auch tatsächlich kaufen zu können. Verfügt demgegenüber die Hausfrau nicht über genügend Wirtschaftsgeld, um die von uns vorgeschlagene Ernährungsnorm bezahlen zu können, dann haben ernährungsphysiologisch voll berechtigte Forderungen keinen einkommensmäßig realen Boden, könnten vielmehr unbeabsichtigt zu ernährungswirtschaftlich bedingten lohnpolitischen Konsequenzen führen.

Durch das von uns vorgesehene Berechnungsverfahren wird abgegangen von der überlieferten Methodik, *zuerst* durch Umfrage die durchschnittliche Einkommenshöhe einer Gruppe von Arbeitern festzustellen, um *danach* eine prozentual und effektiv „übliche Aufteilung" des Lohneinkommens auf die verschiedenen Lebensunterhaltskosten vorzunehmen[1]). Hier soll vielmehr der umgekehrte Weg eingeschlagen werden: *Im Vordergrund steht nicht die tatsächliche Lohnhöhe, sondern der Preis des dauernd als notwendig erkannten Lebensmittelbedarfs für eine physiologisch optimale Ernährung.* Durch seine möglichst exakte Festlegung können begründete Unterlagen für den „zutreffenden", also anzustrebenden Lohnanteil zur Deckung der unter diesem Gesichtspunkt ermittelten notwendigen Nahrungsmittelkäufe vorgelegt werden. Erst bei einer so formulierten Fragestellung kommt der gesundheitspolitisch entscheidende Gesichtspunkt des für eine vollwertige Ernährung sich ergebenden Nahrungsmittelaufwandes bei jeweiliger Preishöhe zur vollen Geltung.

Für unsere Ernährungsbilanznormen würde sich hinsichtlich sämtlicher Arbeiter- und Erwachsenengruppen (einschließlich Hausfrauen und weibliche Büroangestellte) ein Preisaufwand bei einer ernährungsphysiologisch („nährstoffmäßig") in weitem Maße „richtig" zusammengesetzten gemischten Kost nach dem gegenwärtigen Preisstand (November 1953) *für je 1000 Kalorien in Höhe von DM 0,68* ergeben; er hat infolge der

---

[1]) Als grundsätzliche Untersuchung in dieser Richtung vgl. z. B. TYSZKA, C. von: Ernährung und Lebenshaltung des deutschen Volkes, Berlin 1934, in der vor allem im Anschluß an die große Erhebung des Statistischen Reichsamtes im Jahre 1927/28 rund 2000 Haushalte untersucht wurden, die TYSZKA für eine „kritische Stellungnahme zur Ernährungslage des deutschen Volkes vom physiologischen Gesichtspunkt" dienten.

rückläufigen HO-Preisbewegung sinkende Tendenz. Im einzelnen weisen die verschiedenen Bilanzschemata zwischen einem Tagesbedarf von 2200 und 5000 Kalorien an *Aufwendungen für je 1000 kcal.* bei der gewählten gemischten Kost nur relativ geringe, im Rahmen von $\pm$ 10% sich bewegende Schwankungen auf.

Auch die berücksichtigten *Zusatzkäufe von Lebensmitteln in der HO* erhöhen also diese Preis*norm* von durchschnittlich DM 0,68 für 1000 Kalorien nur in einigen Gruppen (bevorzugt Schwerstarbeiter) in den angedeuteten Grenzen; sie ist deshalb ziemlich stabil, weil bei Höchstverbrauchern gleichzeitig der Verzehr an relativ billigen Lebensmitteln (Kartoffeln, Brot usw.) entsprechend stark ansteigt.

Bei den drei *Kindergruppen* (0—5, 5—9 und 9—15 Jahre) liegt der *Durchschnittspreis für 1000 Kalorien* sogar noch um DM 0,09 niedriger (DM 0,59), was wiederum durchaus überzeugend ist. Denn die reichlichere Kartenversorgung — nicht zuletzt der Anspruch auf Milch bzw. Magermilch — bedingt zwangsläufig eine Kostendegression beim Lebensmitteleinkauf je zugrundegelegter Einheit (1000 kcal.).

Im ganzen betrachtet stellen *unsere Preisermittlungen allerdings insofern Mindestwerte* dar, als lediglich der *gesundheitlich unbedingt erforderliche Bedarf* — also im wesentlichen ohne Berücksichtigung von gewissen Massengenußmitteln, wie Süßigkeiten, Gebäck usw. — erfaßt wurde. Ebenso mußten notwendigerweise zunächst Differenzierungen hinsichtlich eines nachhaltigeren oder geringeren Bedarfes an ganz *bestimmten, preislich recht unterschiedlichen Hauptnährstoffen* außer Betracht bleiben. Wohl ist bekannt, daß etwa der vorwiegend geistig-psychisch tätige Arbeiter in stärkerem Maße Verlangen nach den teureren eiweißhaltigen Lebensmitteln (Fleisch, Eier usw.) hat als der Schwerarbeiter, während der letztere neben einem prozentual höheren Anteil an Fett vor allen Dingen große Mengen an kohlenhydrathaltigen Nahrungsmitteln zur ständigen Regeneration seiner Muskelkraft benötigt.

Wenn auch diese zuletzt erwähnten Gesichtspunkte in zukünftigen, der Wirklichkeit immer präziser angepaßten Ernährungsbilanzanalysen mitzuberücksichtigen sein werden, so wiederholen wir für unsere ersten informierenden Untersuchungen folgendes: Die ausgearbeiteten Bilanznormen sind so angesetzt, daß sie — jedenfalls bei den Erwachsenen; für die Kinder liegen teilweise besondere Verhältnisse vor — hinsichtlich der Hauptnährstoffe Eiweiß, Fett und Kohlenhydrate für *alle Bedarfsgruppen vollwertige Mengen* ausweisen. Deshalb können auch dementsprechende Preisnormen im Sinne von Mindestanforderungen nicht unzutreffend sein. Daß infolge individueller Änderung (Verbesserung) des beruflich oder persönlich bedingten Verzehrs bei den Lebensmittelkosten — ganz abgesehen von der erstrebten Lebensstandarderhöhung — leicht eine *Preisverschiebung nach oben* eintreten kann, liegt auf der Hand. Von allgemein gehaltenen „Typen“ oder „Normen“ kann indessen billigerweise nicht verlangt werden, daß sie besondere, subjektiv verursachte Variationen oder spezifisch berufsbedingte Abweichungen mitberücksichtigen. Auch der gelegentlich gemachte Einwand, eine festgelegte Ernährungsnorm „existiere“ sachlich wie preislich insofern überhaupt nicht, als ein beliebiger Verbraucher eine mehr oder weniger *andere Zusammensetzung* seines Nahrungsbedarfes — aus welchen Gesichtspunkten auch immer — vornähme, ist darum bedeutungslos.

Abschließend zu diesem Fragenkreis soll nicht verheimlicht werden, daß es recht schwer — ja zum Teil problematisch — sein wird, die *prozentmäßigen Anteilkosten für den Lebensmittelaufwand* in ein möglichst zutreffendes Verhältnis zu den *Gesamtkosten des Lebensunterhaltes* zu bringen. Das aber ist unvermeidlich, wenn man unsere eingangs erwähnte Grundforderung anerkennt, von dem qualitäts- wie preismäßig „dauernd als notwendig erkannten Lebensmittelbedarf“ auszugehen und nicht umgekehrt ein

„bestimmtes" Lohnaufkommen in herkömmlicher Weise auf die Nahrungsmittel und den sonstigen Lebensunterhalt „aufzuteilen". Indessen sind durch viele, sehr detaillierte statistische Erhebungen im Laufe von Jahrzehnten auch hierfür „Richtsätze" ermittelt worden. Sie bewegen sich hinsichtlich des Nahrungsbedarfes für die einzelnen Berufs- und Werktätigengruppen einschließlich Familienangehörigen in ganz bestimmten Grenzen und zwar von etwa 33% (hochqualifizierte, gut bezahlte Arbeiter) bis 45%, unter Umständen sogar 50% (ungelernte Arbeitskräfte).

Um hier normative Anhaltspunkte zu gewinnen, wird man den Mut aufbringen müssen, im Anschluß an die Ergebnisse vieler abgeschlossener und noch laufender Haushaltsrechnungen unter Anwendung einer verfeinerten statistischen Methodik (zweckmäßige Verbindung zum Gesetz der großen Zahlen) für jede einzelne Bedarfsträgergruppe *durchschnittsmäßige bzw. gewogene Berechnungssätze* zu ermitteln. Über diese Aufgabe und die Möglichkeit ihrer Lösung, bei der naheliegenderweise auch der Familienstand mitzuberücksichtigen ist, soll in einer späteren Untersuchung berichtet werden. Immerhin kann schon jetzt angedeutet werden, daß auf Grund eingehender Ermittlungen mit 40 Mitarbeitern eines größeren Institutes an Hand der Familienzusammensetzung (Ernährungsbedarf) und Einkommenslage (Gesamteinnahmen) bei den gegebenen Lohnverhältnissen im untersuchten Falle die oben angegebenen normativen Prozentanteile für den Nahrungsmittelaufwand (33—45%) im Durchschnitt *nicht* erreicht wurden, *also der Lohn für die Deckung der von uns vorgeschlagenen Ernährung sehr wohl ausreichte.*

5. ZUSAMMENFASSENDER RÜCKBLICK UND AUSBLICK

Es wurde versucht, im Sinne eines ersten Überblickes Wesen, Aufbau und Zielsetzung von Ernährungsbilanzen unter betont *physiologischem Blickpunkt* zu umschreiben. Die eigentliche Bedeutung dieser Aufgabe liegt darin, für eine Reihe typischer Berufs- und Bevölkerungsgruppen den normativ benötigten Bedarf bei optimaler Kostzusammenstellung mit dem effektiven Verzehr zu vergleichen. Auf diese Weise können Bausteine für eine ernährungsphysiologisch immer zutreffendere Versorgung — zunächst vorwiegend der berufstätigen Menschen unserer Gegenwart — bereitgestellt werden.

Einer solchen Absicht kommt in unserem „technischen Zeitalter" auf Grund der gesellschaftlichen Entwicklung, die in dieser Hinsicht durch immer betontere Verstädterung, nachhaltigere Industrialisierung und laufend verstärkte Einschaltung der Frau in den Produktionsprozeß gekennzeichnet ist, ständig steigende Bedeutung zu. Denn es ist ja hinsichtlich der Verzehrsitten und -gewohnheiten im Laufe des letzten Jahrhunderts eine *fundamentale Wandlung* eingetreten: Unsere Vorfahren, die in den meisten Fällen dem Boden noch eng verbunden waren, bevorzugten eine durch Gewohnheit, Tradition und spezifische Lebensweise begründete *kohlenhydratreiche und fettarme Kost,* die für sie durchaus angemessen war. Die modernen sozialen und beruflichen Verhältnisse — Arbeitseinsatz in Fabriken — führten den angedeuteten grundsätzlichen Ernährungswandel herbei. Er liegt in dem seit Jahrzehnten ständig deutlicher werdenden Bemühen dieser Stadt- und Industriebevölkerung, *immer eiweiß- und fettreicher und damit kohlenhydratärmer* („ballastärmer") zu leben.

A. SCHEUNERT hat jüngstens an Hand des westdeutschen Beispiels die schnelle „Rückkehr zu der alten Ernährungsweise" nach dem Kriege nachgewiesen. Auch für unsere Deutsche Demokratische Republik zeigt die Entwicklung des Brotverzehrs eine ganz ähnliche Tendenz, nämlich Bevorzugung von hellem Brot, weißem Mehl und Gebäck, während „infolge der noch teilweise bestehenden Rationierung von Fett und Fleisch diese Rückkehr zu der alten Ernährungsweise nicht in gleicher Weise verfolgt werden kann..."[1]) Mit allem Nachdruck betont dann Scheunert die *„Gesetzmäßigkeit dieser Entwicklung"*, wenn er wörtlich fortfährt:[1]) „Sobald Fett, Fleisch und weißes Mehl und Brot zur Verfügung standen, trat der Umschwung ein, und die Bevölkerung ging wieder wie vor dem Krieg zu der ballastarmen, konzentrierten Kost über, *sie setzte die Entwicklung der vor dem Kriege vergangenen Jahrzehnte fort*.... Diese Rückkehr zu der alten Entwicklungslinie beweist, daß dieser nicht durch äußere und nebensächliche Einflüsse wie Geschmack, Mode oder Bequemlichkeit fehlgeleitete Tendenzen zugrunde liegen, sondern daß tiefer verankerte Ursachen wirksam sind. *Eine solche Entwicklung läßt sich nicht aufhalten... Wenn wir das deutsche Ernährungsproblem richtig lösen wollen, so kann dies nur so geschehen, daß wir der Entwicklungstendenz entsprechen und unter Abkehr von einer ballastreichen Kost bewußt zu einer ballastarmen Kost übergehen, die den Ansprüchen nach mehr Fett und mehr Eiweiß genügt.* Es ist als ein großer Fortschritt zu werten, daß in dem von unserer Regierung beschlossenen Fünfjahrplan bereits wichtige Grundlagen für die Verwirklichung dieser neuen Kostentwicklung geschaffen sind."

Diese klare Erkenntnis, fundiert durch reale Tatsachen, bedeutet nicht weniger, als daß es auf Grund der erwähnten „Gesetzmäßigkeit" ein Trugschluß wäre, im Anschluß an theoretische „Erwägungen" willkürlich das wachsende Verlangen nach bestimmten fett- und eiweißreichen Nahrungsgütern der Bevölkerung auf die Dauer unterdrücken oder einschränken zu wollen, wie dies vor Jahrzehnten gelegentlich auch von wissenschaftlicher Seite geschah. An Stelle überlieferter Verzehrgewohnheiten aus früheren Generationen ist demzufolge für die berufstätigen Menschen beiderlei Geschlechts unter neuzeitlicher Lebens- und Arbeitsweise eine *wissenschaftlich begründete Ernährungsführung* auf dem Wege über grundsätzliche *Untersuchung*, individuelle und generelle *Beratung* und zielklare *Lenkung* zu fordern, wenn auf weite Sicht größter Schaden an Gesundheit, Lebenskraft und nicht zuletzt gleichbleibender volkswirtschaftlicher Leistungsfähigkeit verhindert werden soll. Anders ausgedrückt: *Oberste Aufgabe ist es, die von der Bevölkerung angestrebte Entwicklung so zu lenken, daß Ernährungsfehler vermieden werden und sowohl ein „zu viel" an gesundheitsgefährdenden ballastarmen Kostanteilen als auch ein „zu wenig" an lebensnotwendigen Spurenstoffen verhindert wird. Es muß also auch bei ballastarmer fleisch- und fettreicher Kost die Vollwertigkeit derselben gesichert sein.* An dieser entscheidenden Zielsetzung mitzuhelfen, ist eine wesentliche Aufgabe ernährungsphysiologisch richtig zusammengesetzter Bilanzen sowohl auf der Grundlage von Normenwerten als auch effektiver, in Haushaltsrechnungen niedergelegter Verzehrmengen.

Im Vorstehenden wurden — neben der *Preisermittlung* für eine vollwertige Ernährung — im Rahmen eines *Vier-Bilanzen-Systems* (Kalorienbilanz, Nährstoffbilanz, Mineralstoffbilanz und Vitaminbilanz) die im Aufbau begriffene Bilanzierungsarbeit und ihre ersten Ergebnisse angedeutet. Im weiteren Verlauf der Arbeit wird — nach entsprechender Begründung der Soll- und Istwerte — erstmals eine Reihe von vollständigen Ernährungsbilanznormen vorgelegt. Wenn dabei auch die von der Forschung im Laufe von Jahrzehnten ermittelten *Kalorien-Soll-Werte den Ausgangspunkt* bildeten, die für verschiedene Bevölkerungs- und Berufsgruppen mit Hilfe moderner Verfahren (neuzeitliche Stoffwechselmethodik) in engen Grenzen experimentell festgelegt werden konnten, so stellen diese Brennwert- oder Kalorienbedarfsermittlungen, wie wir gezeigt haben, für unsere Bilanznormen lediglich *eine* von vielen Voraussetzungen dar. Die Ernährungswissenschaft in *physiologischem Sinne* beginnt demgegenüber erst da, wo die Gesamtanforderungen an Kalorien (Kalorie = Energiemaß) für eine bestimmte Berufsgruppe

---

[1]) Scheunert, A.: Ernährungsprobleme der Gegenwart, a. a. O. 1,1 (1952).

bereits feststehen. Eine vollwertige Kostform bedingt nämlich *optimale Zusammenstellung der verzehrten Nährstoffe*. In diesem Sinne werden vollständig aufgegliederte Bilanzen mithelfen, auf bestimmte *Mängel* in der üblichen Kost — etwa an gewissen Schutznahrungsmitteln — hinzuweisen. Es ist z. B. nur zu bekannt, daß gewisse „Hypovitaminosen" (Mängel an einem oder mehreren Vitaminen) oft lange Zeit nicht unmittelbar empfunden werden und damit „unerkannt" bleiben; der angerichtete gesundheitliche Schaden wird dadurch nicht geringer. Ein Ernährungsbilanzsystem in der vorgeschlagenen Anordnung läßt demgegenüber schnell manifest werden, *wo und inwieweit Mängel vorliegen*. Erst ihre *zahlenmäßige Erfassung* gibt der öffentlichen Gesundheitsführung — in Verbindung mit den wissenschaftlichen Forschungsstätten — die Voraussetzungen zu ihrer wirksamen Bekämpfung und schließlichen Überwindung an die Hand.

Die Aufstellung von Ernährungsbilanzen im angedeuteten Sinne hat in *mehreren Etappen* zu erfolgen. Zunächst ist es notwendig, *typische Normen* für die Soll- und Istwerte aufzustellen. Insofern handelt es sich um eine *theoretische Grundlegung, die den Gegenstand der vorliegenden Untersuchung ausmacht*. Erst nachdem man derartige „Idealtypen" als *Vergleichsmaßstäbe* besitzt, bei denen durchaus noch — z. B. an bestimmten Wirkstoffen — Mangel bzw. Überfluß vorliegen werden, da naheliegenderweise die dem Verzehr zugrundegelegten Lebensmittel nicht zugleich nähr- *und* wirkstoffmäßig exakt auf eine vollwertige, also 100%ig zufriedenstellende Kost abgestellt werden können[1]), kann zur *zweiten Arbeitsetappe* übergegangen werden. Bei ihr wird es sich um experimentelle Überprüfung und praktische Auswertung handeln.

Verschiedene Wege bieten sich hierbei als erfolgversprechend an. Einmal können *vollständige Aufschreibungen* sämtlicher Nahrungsmittelmengen von Angehörigen bestimmter Berufskreise (Schlosser, Bauhilfsarbeiter, typische Mitarbeiter eines wissenschaftlichen Institutes usw.) — je 30 bis 40 Personen dürften zur Repräsentation für die eingehende Untersuchung genügend, aber auch erforderlich sein — während einer Anzahl jahreszeitlich charakteristischer Wochen (Frühling, Sommer, Herbst und Winter) vorgenommen werden. Ihre ernährungsphysiologische Auswertung ergibt *Tagesdurchschnittswerte* für sämtliche zugrundegelegten Nähr-, Mineral- und Wirkstoffe im Anschluß an den ausgewählten *mittleren Jahresverzehr*. Sie sind mit den für diese Berufsgruppe vorher unabhängig ermittelten *normativen* Werten zu vergleichen, zu diskutieren und durch geeignete *Kostaufbesserungsvorschläge* zu ergänzen. Denn *als Ergebnis dieser statistischen Berechnungen wird regelmäßig der Nachweis ganz bestimmter Fehlentwicklungen* (*Mangel- oder Überernährung*) *an diesem oder jenem Nähr- bzw. Wirkstoff erbracht werden können, der als Grundlage zu ergreifender gesundheits- bzw. ernährungspolitischer Maßnahmen wertvolle Dienste leistet*.

In ähnlicher Weise ist vorgesehen, die ernährungsstatistische *Auswertung vollständiger, ganzjähriger Aufzeichnungen* einer größeren Zahl (z. B. 100) typischer Werktätiger verschiedener Arbeits- und Berufsschwere aus der modernen Industrie mit Familienangehörigen — und zwar in Verbindung mit der *Staatlichen Zentralverwaltung für Statistik bei der Staatlichen Plankommission Berlin* — auf Grund spezifisch ernährungsphysiologischer Fragebogen in Angriff zu nehmen.

Wenn der so erwogene Ernährungsbilanzgedanke in seinen verschiedenen Entwicklungsstufen durchgeführt sein und dann laufend weiterverfolgt werden wird, steht ein *Instrument zur Verfügung*, mit dem die Kostsätze unserer schaffenden Menschen — abgesehen von der davon unabhängigen Forderung, sowohl allgemein wie bei besonderen

[1]) Näheres siehe oben im 3. Abschnitt, S. 10 ff.

Leistungen den Lebensstandard Schritt für Schritt zu erhöhen — unter dem maßgebenden Gesichtspunkt der *Vollwertigkeit von Nahrung und Ernährung* sowie unter Mitberücksichtigung der real vorliegenden gesellschaftlichen Verhältnisse nach jeder Richtung hin zahlenmäßig exakt überprüft und in den Grenzen des jeweils Möglichen verbessert werden können. Für den *Vitaminsektor* betont in diesem Zusammenhang A. SCHEUNERT[1]) die Wichtigkeit dieses ernährungsphysiologischen Aufbesserungsgedankens und unterstreicht zugleich durch folgende Erklärung die Notwendigkeit, vorher den Vitamingehalt unserer Kostsätze exakt zu ermitteln: „Wir müssen also, um eine vollwertige Kost zu sichern, auch wie andere Staaten, den Weg der *Vitaminisierung von weißem Mehl* beschreiten. Den Zeitpunkt des Einsetzens solcher Maßnahmen muß die Kontrolle des Vitamingehaltes der Kostsätze ergeben.“ Diese „*Kontrolle der Kostsätze*“ an Vitaminen — und darüber hinaus auch an Mineral- und Hauptnährstoffen — kann nur im Rahmen sorgfältig ermittelter, nach allen möglichen Richtungen hin wohl überlegter Ernährungsbilanzen zufriedenstellend durchgeführt werden. Sie bilden damit eine entscheidende Voraussetzung für Erhaltung und Steigerung von Gesundheit, Lebensfreude, Arbeitskraft und Leistungsfähigkeit, also kurz: Vitalität des Einzelmenschen wie des ganzen Volkes. An ihrer Aufstellung mitzuwirken ist demnach ein Ziel, für das sich — wenn auch zunächst nur Teilerfolge erreicht werden können — größter Einsatz und höchste Mühe lohnen.

[1]) Ernährungsprobleme..., a. a. O., S. 15.

BESONDERER TEIL

I. Allgemeines

1. Die aufgestellten Ernährungsbilanzen sind in dem angedeuteten Sinne auf Grund des *durchschnittlichen Soll- und Ist-Tagesbedarfes* an Kilo-Kalorien (kcal.) in folgende *vier Hauptgruppen* zusammengefaßt worden:

	kcal.
a) Arbeiter (mit Zusatzkarte C)	3000
Mittelschwerarbeitender (mit Zusatzkarte C)[1]	3400
Schwerarbeiter (mit Zusatzkarte C)[1]	3900
b) Schwerstarbeiter (mit Zusatzkarte C)	4200
Schwerstarbeiter (mit Zusatzkarte B)	4500
Schwerstarbeiter (mit Zusatzkarte A)	5000
c) Weibliche Bürokraft (mit Zusatzkarte E)	2200
Weibliche Bürokraft (mit Zusatzkarte E bei zusätzlich zweistündiger Hausarbeit)	2400
Hausfrau (ohne Zusatzkarte)	2800
Qualifizierter Facharbeiter (mit Zusatzkarte C)	2800
d) Kinder (mit den entsprechenden Kinderkarten)	
von 0—5 Jahren	1350
von 5—9 Jahren	1800
von 9—15 Jahren	2600

2. Jede Ernährungsbilanz wird mit den ermittelten Soll- und Ist-Werten an Kalorien sowie Nährstoffen *zweimal* vorgelegt: einmal als *zahlenmäßige Gegenüberstellung*, ein zweites Mal im *Schaubild*. Die Berechnungen und Ergebnisse dieser beiden Bilanzdarstellungen stimmen in sich vollkommen überein.

3. Sämtliche Ernährungsbilanzen (in Zahlen) beginnen mit einer Horizontalspalte, in der jeweils die *Soll-Bedarfs-Werte* an Kalorien, Hauptnährstoffen (Eiweiß, Fett, Kohlenhydrate), Mineral- und Spurenstoffen (Calcium, Phosphor, Eisen) und Vitaminen (A, B_1, B_2, Nicotinsäureamid, C) ausgewiesen werden. Analoge Ernährungs-Soll-Werte finden sich in den Schaubildern der einzelnen Ernährungsbilanzen (unter den Säulen).

4. Bei den vorgelegten Normen für die *Ernährungs-Ist-Werte* stand als Hauptziel im Vordergrund, den Bedarf an den beiden Nährstoffen *Eiweiß und Fett* unter Berücksichtigung einer vollwertig gemischten Kost mindestens zu 100% gegenüber den Ernährungs-Soll-Werten zu decken, ohne dabei die tatsächlichen Verzehrgewohnheiten

---

[1]) Zur Begründung der beiden Mittelschwer- und Schwerarbeiter-Kaloriennormen von 3400 und 3900 kcal. vgl. *meine* schon erwähnte Untersuchung: „Nahrungsbedarfsnormen...", a. a. O., S. 800 ff.

zu vernachlässigen.[1]) In den meisten Fällen bewegen sich die gefundenen Ernährungs-Ist-Werte für diese beiden Hauptnährstoffe etwas *über* 100%. Dadurch fällt unter Zugrundelegung der jeweils feststehenden Kalorien*gesamt*menge der prozentuale Anteil hinsichtlich des Kohlenhydratverbrauches zwangsläufig etwas unter 100%. Denn Eiweiß, Fett und Kohlenhydrate zusammengenommen haben bei den heute üblicherweise zugrundegelegten Kaloriennutzwerten von 4,1 (Eiweiß)[2]), 9,3 (Fett) und 4,1 (Kohlenhydrate) kcal.[3]) je 1 g Nährstoff *insgesamt 100% des Gesamtkalorienwertes* zu betragen.

5. Für die Mineral- und Spurenstoffe[4]) sowie die Vitamine[5]) ergeben sich bei den Ernährungs-Ist-Werten regelmäßig — zum Teil wesentliche — Abweichungen gegenüber dem Ernährungs-Soll-Bedarf. Das hat seine Ursache darin, daß die Bilanz*gleichung* auf Grund der jeweils ganz verschiedenartigen Zusammensetzung der Kost an den einzelnen Nährstoffen immer nur für *eine Gruppe* — naheliegenderweise die *Hauptnährstoffe* — angestrebt werden konnte, wohingegen für Mineralstoffe und Vitamine die zahlenmäßige Erfassung des effektiven Anfalls und ihre Auswertung als das Ziel der bilanz*ähnlichen* Untersuchung anzusehen waren.

II. Begründung der zugrundegelegten Ernährungs-Soll- und der ermittelten Ernährungs-Ist-Werte im einzelnen

A. Hinsichtlich der Hauptnährstoffe

1. EIWEISS

a) Sollsätze

Die Höhe des angemessenen täglichen Proteinbedarfs unter dem Gesichtspunkt einer optimal zusammengesetzten Kost für den Menschen steht wissenschaftlich noch nicht einwandfrei fest. Der Hauptgrund dafür liegt in der Tatsache, daß die Ermittlung

[1]) Den Berechnungen zugrundegelegt wurde H. Schall, Nahrungsmitteltabelle, Leipzig 1949. Zur Zeit der Aufstellung unserer Bilanzen (1952) lag für den deutschsprachigen Raum lediglich diese als zuverlässig geltende Tabelle vor, während *nach* Abschluß der Arbeiten die 1943 im damaligen Statistischen Reichsamt aufgestellte Tabelle: „Nährstoff- und Nährwertgehalt von Nahrungsmitteln" in zweiter verbesserter Auflage von W. Fachmann, H. Kraut und H. Sperling erschien (Leipzig 1953). Ein allgemeiner Vergleich zeigt, daß für die wichtigsten Lebensmittel die Werte beider Tabellen nur unwesentlich voneinander abweichen.

[2]) Dieser Kaloriennutzwert von 4,1 je Gramm Eiweiß wird sowohl von H. Kraut (siehe z. B. Kraut-Bramsel: Der Kalorienbedarf der Berufe, ermittelt aus den Erhebungen von Wirtschaftsrechnungen im Deutschen Reich vom Jahre 1927/28, „Arbeitsphysiologie", 12, 197 (1942)) als auch A. Scheunert (z. B. im Abschnitt „Die Ernährung"; Lehrbuch der Sozialhygiene; Berlin 1953) und vielen anderen Ernährungsphysiologen verwandt, während K. Lang (a. a. O., S. 67) den physiologischen Nutzwert des Eiweißes mit 4,3 kcal. je Gramm Substanz angibt.

[3]) Vgl. auch M. Rubner (Gesetz der Isodynamie), der im „Handbuch der normalen und pathologischen Physiologie", 5. Bd. (1927/28) in seinem Beitrag „Physiologische Verbrennungswerte, Ausnutzung, Isodynamie, Kalorienbedarf, Kostmaße" wie folgt schreibt: „Für eine gemischte Kost und den Betriebsstoffwechsel hat Verfasser Standardzahlen angegeben, mit denen die Eiweiß-, Fett- und Kohlenhydrate zu multiplizieren sind, um den Gesamtenergieverbrauch kennenzulernen. Diese sind 4,1 für Eiweiß (Protein, N-Substanz), 9,3 für Fett und 4,1 kcal. für Kohlenhydrate." (S. 137).

[4]) Der Ermittlung des Mineralstoffgehaltes dienten die Werte bei „*Voeding*", Monatsschrift der Anstalt für wissenschaftliche Belehrung auf dem Gebiete der Ernährung (12, 195; 1951). Die ursprünglich nach Demole, Fleisch, Petitpierre (a. a. O., S. 22) vorgesehenen Werte wurden schließlich — und zwar aus Vorsichtsgründen — nicht genommen, da ihre Ergebnisse gegenüber „*Voeding*" als zu günstig (hoch) erschienen.

[5]) Für die Vitamingehaltssätze dienten die unveröffentlichten Tabellenwerte von A. Scheunert, die zum Teil im Jahre 1951 unter seiner Leitung in der „Anstalt für Vitaminforschung und Vitaminprüfung, Potsdam-Rehbrücke", neu zusammengestellt wurden.

der „richtigen" Eiweißzufuhr eine schwierige komplexe Aufgabe darstellt. Bekannt ist seit langem, daß es bei der Deckung des Eiweißbedarfs entscheidend darauf ankommt, die essentiellen Aminosäuren in zufriedenstellendem Ausmaße exogen dem menschlichen Organismus zuzuführen. Da jedoch auch der Aminosäurebedarf für den Menschen insgesamt wie hinsichtlich der einzelnen wesentlichen Aminosäuren noch nicht vollständig bekannt ist, kann vorläufig auch im Rahmen einer Ernährungsbilanz nur von der „wünschenswerten Höhe der Eiweißzufuhr" gesprochen werden — ein zutreffender Ausdruck, der von LANG-RANKE[1]) in das Schrifttum eingeführt wurde und sich inhaltlich mit dem von KRAUT-LEHMANN[2]) deckt, die im gegebenen Zusammenhang von „funktionellem Eiweißminimum" sprechen.

Infolge der Problematik, die Höhe des täglichen Proteinbedarfs zuverlässig zu ermitteln, erscheint es zweckmäßig, zunächst eine kurze *Diskussion* der Ansichten im amerikanischen, deutschen und sowjetischen Schrifttum der Begründung unserer gewählten Normen vorhergehen zu lassen.

a) Für den *amerikanischen Raum* gilt seit langem als wissenschaftlich gesicherte Erkenntnis, daß der tägliche Eiweißbedarf des Erwachsenen — unabhängig von Art und Anstrengung der körperlichen Arbeit — im Durchschnitt mit 1 g pro kg Körpergewicht angemessen erscheint. Dieser Wert wurde von SHERMAN und Mitarbeitern[3]) bereits 1920 im Anschluß an entsprechende Stickstoffgleichgewichts-Experimente als zutreffend hingestellt. Besonders wichtig im Zusammenhang mit den Ergebnissen SHERMANS ist die Feststellung, daß „ein Standardkostsatz von 1 g Protein je kg Körpergewicht je Tag angemessen erscheint, um noch eine Sicherheitsspanne von 50 bis 100⁰/₀ hinsichtlich der Anforderungen zur Erhaltung beim Erwachsenen zu liefern".[3])

Diese Standardproteinmenge, über die im Anschluß an ausführliche Kontroversen 1928 zusammenfassend LUSK[4]) berichtete, wird auch noch heute — mit Ausnahme der Erkenntnisse in der Sowjetunion — innerhalb und außerhalb der Vereinigten Staaten den meisten Eiweißbedarfs-Berechnungen zugrundegelegt.[5]) SHERMAN selbst stellte seinerzeit wie auch 1946 fest[6]), daß um 1920 Ergebnisse von über 100 Stickstoffgleichgewichtsversuchen aus verschiedenen Ländern vorlagen, die in 25 voneinander unabhängigen Untersuchungsreihen gewonnen worden waren. Danach betrug auf der Basis eines durchschnittlichen Körpergewichts von 70 kg der Bedarf i. D. 44,4 g (genau: für Männer 44,3 g und für Frauen 44,6 g), was unter Berücksichtigung eines 50%igen Zuschlages als Sicherheitsspanne (individuelle Bedarfsunterschiede sowie Unterschiede im Proteinnährwert) annähernd 70 g je Tag oder 1 g je kg Körpergewicht und Tag ergibt.

Dieser seit Jahrzehnten gültige amerikanische Standardwert wurde schließlich 1941 in den „*Empfohlenen Kostsätzen*" dés National Research Council[7]) als *verbindliche Norm* anerkannt und 1945 sowie 1948 erneut bestätigt.

---

[1]) LANG, K., und O. F. RANKE: Stoffwechsel und Ernährung, Berlin 1950, S. 151 ff.

[2]) KRAUT, H., und G. LEHMANN: Der Eiweißbedarf des Schwerarbeiters. Biochem. Z. 319, 228—246 (1948).

[3]) SHERMAN, H. C., GILLETT, L. H., and OSTERBERG, E.: Protein Requirement of Maintenance in Man and the Nutritive Efficiency of Bread Protein, J. Biol. Chem. 41, 97—109 (1920).

[4]) LUSK, G.: The Elements of the Science of Nutrition, Philadelphia, 1928, S. 448.

[5]) LEWIS, H. B.: Proteins in Nutrition. Handbook of Nutrition (New York 1951) S. 1—24, bes. 15 ff.

[6]) SHERMAN, H. C.: Chemistry of Food and Nutrition, New York 1946, S. 209—210.

[7]) Recommended Dietary Allowances, Revised 1948, Bulletin 129, Food and Nutrition Board, National Research Council, Washington 1948.

Zu einer wesentlich niedrigeren durchschnittlichen Erhaltungszufuhr von 50 g je Tag und Normalperson kamen 1937 LEITCH und DUCKWORTH[1]). Diese Ermittlungen wurden neuerdings (1946) durch ausgedehnte experimentelle Versuche von STARE und Mitarbeitern[2]) wiederum unterschritten. Ihre Ergebnisse erzielten sie auf Grund von Untersuchungen an 26 gesunden Erwachsenen im Alter von 19 bis 50 Jahren — bevorzugt Studenten, Assistenten und einigen Schwestern. Danach bewegte sich der notwendige Proteinbedarf bei einem Körpergewicht von 70 kg nur zwischen 30 und 40 g. Das Protein stammte bei diesem Versuch durchweg aus pflanzlichen Nahrungsmitteln; es rührte im einzelnen zu ungefähr 50% aus Weißbrot, zu 12% aus anderen Zerealien, zu 30% aus Gemüse und zu 8% aus Obst her. Bei Anreicherung der Kost mit Fleisch oder Weizenkeimen war *eine weitere Senkung des Proteinerhaltungsbedarfes* gegeben. Daraus schlossen STARE und Mitarbeiter, daß die „Recommended Dietary Allowances" der FAO mit 70 g Protein „sehr reichlich" seien und einschließlich einer Sicherheitsbreite von etwa 30% notfalls auf 50 g herabgesetzt werden könnten.[3])

Bekanntlich sind nun solche Versuche mit sehr geringen Eiweißzufuhren seit langer Zeit mehrfach ausgeführt worden, ohne daß sich daraus unmittelbar praktische Folgerungen für die Volksernährung hätten ableiten lassen. Denn entscheidend ist immer die *Dauer der Versuche*; sie war indessen meist zu kurz, um die möglichen minimalen Schädigungen zur Auswirkung kommen zu lassen.

Als Beleg für diese Feststellung darf auf McCOLLUM verwiesen werden, der schon vor etwa 25 Jahren in seiner Schrift: „Neuere Erkenntnis der Ernährung"[4]) im Anschluß an den Tierversuch auch bei einer Ausdehnung seiner Experimente auf 5% der Lebenserwartung nur dann merkbare Folgen mangelhafter Kost feststellte, wenn die Ernährungsfehler relativ nachhaltig waren. In einem Abschnitt über „*Versuche am Menschen über eine Dauer von weniger als 5% der Lebenserwartung*" zeigt er deutlich auf, daß sie „kaum als Grundlage für Deduktionen weitreichender Natur" benutzt werden können. 5% der Lebenserwartung beim Menschen entsprächen aber — unter der Annahme eines Lebensalters von etwa 80 Jahren — einer *Versuchsdauer von 4 Jahren*, die bei maßgebenden größeren Experimenten in Laboratorien kaum jemals zugrundegelegt worden sein dürfte und auch nur in seltensten Fällen zeitlich geschlossen möglich sein wird. Deshalb würden wir auch in Zukunft in dieser Hinsicht für unsere Schlußfolgerungen auf das Tierexperiment angewiesen bleiben.

Doch hören wir wegen der Wichtigkeit dieser grundsätzlichen Erwägung für alle Experimente McCOLLUM selbst: „Es erhebt sich die Frage: Inwieweit sind wir berechtigt, aus diesen Versuchen Schlüsse zu ziehen, ob diese Kost genügend ist, so daß der Mensch sich sein ganzes Leben als Erwachsener hindurch sicher daran halten darf? Vom durch Tierexperimente gewonnenen neuen Standpunkt aus muß man zugeben, daß diese Ergebnisse beim Menschen nicht überzeugend genug erscheinen, um Schlüsse zu rechtfertigen, die sich auf die wichtigste Frage im Leben des einzelnen beziehen, nämlich die hinsichtlich der Möglichkeit, die volle Jugendkraft bis ins hohe Alter zu erhalten.

Diese Versuche am Menschen erstreckten sich über ungefähr 1% der normalen Lebensspanne... An Tieren ist reichlich gezeigt worden, daß Kostsätze, die unter den Standardwert fallen, der notwendig ist, um Leben und Kraft einen sehr großen Teil der Zeitspanne hindurch zu erhalten, in der die Art lebensfähig ist, keine merkliche Verschlechterung im Körperzustand hervorrufen, selbst wenn sie während 5% der normalen Lebenserwartung gegeben werden. Um merkbare Folgen mangelhafter Kost während 4 oder 5% des Lebensdurchschnitts hervorzubringen, müssen die Mängel verhältnismäßig schwer sein...

Die Versuche CHITTENDENS und BENEDICTS erstreckten sich nur über annähernd 1% der Lebenserwartung der jungen Menschen, die als Versuchspersonen dienten. Sie können kaum als Grundlage für weitreichende Deduktionen hinsichtlich der Ernährungsweisen benutzt werden, denen sich der Mensch für lange Zeitspannen ohne Schaden zuwenden könnte. Unsere Schlüsse über Schädlichkeit und Unschädlichkeit müssen aus der Erprobung bestimmter Kostarten an Tieren hervorgehen. Der Lebensverlauf muß sorfältig beobachtet und die Lebensfähigkeit des Nachwuchses mit einem befriedigend hohen Standard verglichen werden."

---

[1]) LEITCH, I., and DUCKWORTH, J.: The Determination of the Protein Requirements of Man, Nutrition Abstr. & Rev. **7**, 257 (1937).

[2]) HEGSTED, D. M., TSONGAS, A. G., ABBOTT, D. B., and STARE, F. J.: Protein Requirements of Adults, J. Lab. Clin. Med. **31**, 261 (1946); Nutrition Rev. **4**, 264 (1946).

[3]) Vgl. in ähnlichem Sinne auch BRICKER, M., MITCHELL, H. H. and KINSMAN, G. M.: The Protein Requirements of Adult Human Subjects in Terms of the Protein Contained in Individual Foods and Food Combinations, J. Nutrition **30**, 269 (1945).

[4]) McCOLLUM, E. V., and SIMMONDS, N.: The Newer Knowledge of Nutrition, 4. Aufl. New York 1929.

Als *Ergebnis* für den amerikanischen Stand in der Eiweißzufuhrfrage auf Grund der gewählten Quellen kann abschließend festgestellt werden, daß bei einer angemessenen Kostmischung, für die — mit Ausnahme des soeben gegebenen Beispiels im Anschluß an STARE — das tierische Protein „mindestens 50% des Gesamtproteins"[1]) ausmachen soll, *1 g je kg Körpergewicht und Tag als zutreffendste Quote anzusehen ist.*

b) Aus den sehr eingehenden, indessen noch nicht vollständig abgeschlossenen Arbeiten im *deutschsprachigen Raume* über den effektiven Eiweißbedarf — insbesondere bei schwerer und schwerster Arbeit — stehen die Untersuchungen von H. KRAUT, G. LEHMANN, E. A. MÜLLER und E. KOFRANYI (sämtlich Max-Planck-Institut Dortmund) im Vordergrund. Wenn auch zwecks Aufrechterhaltung der vollen Leistungsfähigkeit gelegentlich, z. B. bei KRAUT, implicite die Tendenz für eine bescheidene Eiweißbedarfserhöhung *über* 1 g/kg/Tag hervorgeht[2]), so erscheint diesen vier Forschern der Nachweis entscheidend, daß fur Schwer- und Schwerstarbeiter die Bedarfsdeckung — bei richtigem Mischungsverhältnis zwischen animalischen und vegetabilischen Anteilen — *nicht unter etwa 70—80 g als Tagesnorm sinken* darf, während ein höherer Satz grundsätzlich *ohne Auswirkung auf die Leistungsfähigkeit* bleibt.

KRAUT-LEHMANN[3]) führen dazu u. a. aus: „Ohne daß wir uns auf eine scharfe Grenze festlegen wollen, können wir aus der vorliegenden Untersuchung entnehmen, daß die Leistungsfähigkeit eines Bergmannes mit einem Verbrauch von etwa 3600 Cal. dann gesichert war, wenn seine Nahrung ungefähr 50% Eiweiß mehr enthielt, als dem N-Minimum entsprach. Hieraus geht allerdings noch nicht hervor, daß gerade die durch den Stickstoffgehalt gekennzeichnete Eiweißmenge entscheidend für die Erhaltung der Leistungsfähigkeit ist. Es ist vielmehr wahrscheinlich, daß es sich nicht um das Eiweiß als solches handelt, sondern um einen Stoff von spezifischer Wirkung auf die Leistungsfähigkeit, vermutlich um eine bestimmte Aminosäure oder eine Kombination von solchen... Bei allmählicher Verminderung der Eiweißzufuhr wurde ohne und mit schwerer körperlicher Arbeit das bilanzmäßige Stickstoffminimum bestimmt und festgestellt, daß es in beiden Fällen gleich hoch lag. Bei den drei Versuchspersonen fanden wir 7,0; 7,5 bzw. 8,0 g N je Tag genügend, um Bilanzausgleich herbeizuführen."

Erhöht man das höchste hier ermittelte bilanzmäßige Stickstoffminimum bei KRAUT-LEHMANN von 8,0 g N um 50%, wie im Zitat angegeben, so kommt man auf 12 g N. Dieser Wert ist mit dem bekannten Multiplikationsfaktor von 6,25 zu vervielfachen, um vom Stickstoff zum Eiweiß zu gelangen. Der ermittelte Eiweißbedarf unter schweren Arbeitsbedingungen (Bergmann) bei einem Tagesverbrauch von 3600 kcal. ergibt demnach 75 g (12 × 6,25).

Zu ähnlichen Ergebnissen kam KRAUT[4]) im Anschluß an drei Schwerarbeitergruppen, bei deren erster (eisenverarbeitende Industrie) eine Herabsetzung des Eiweißes von 90 g (je zur Hälfte tierisches und pflanzliches Eiweiß) auf 75 g Gesamteiweiß, in dem nur noch 20 g tierisches enthalten waren, *ohne Einfluß auf die Leistungsfähigkeit* blieb. Bei zwei weiteren von ihm untersuchten Gruppen (Erdarbeiter und landwirtschaftliche Arbeiter) war bei einer Höhe von etwa 60—70 g nur dann eine Senkung der Leistungsfähigkeit zu ermitteln, wenn die Anteile an tierischem Eiweiß sehr gering waren, nämlich nur etwa 10 bzw. 12 g betrugen.

Als Ergebnis zieht KRAUT in dieser Arbeit folgenden Schluß: „Von dem physiologischen Eiweißminimum, das bei Schwerarbeit nicht verändert ist, muß man ein funktionelles Eiweißminimum unterscheiden, das sich nach dem Grad der körperlichen Betätigung richtet. Für den Schwerarbeiter liegt es nach den bisherigen Erfahrungen

[1]) LEWIS, H. B., a. a. O., S. 19.

[2]) „Untersuchungen unseres Institutes über den Eiweißbedarf des Schwerarbeiters ergaben aber, daß die Muskelentwicklung, die ein Schwerarbeiter zur Erfüllung seines Tagespensums braucht, nur mit einer Eiweißzufuhr erreicht und erhalten werden kann, die höher als 1 g je Kilogramm Körpergewicht und Tag liegt." (KRAUT, H.: Der Nahrungsbedarf des körperlich Arbeitenden. Ärztl. Wschr. 3, 499—504 (1948)

[3]) A. a. O., S. 1, Anm. 2.

[4]) KRAUT, H.: Eiweißernährung und Leistungsfähigkeit. Angewandte Chemie, 60, 85—88 (1948).

bei gemischter Kost oberhalb von 65 g täglicher Eiweißaufnahme, also ungefähr 50% über dem physiologischen Eiweiß-Minimum."[1] [2]

Lang-Ranke[3]) sprechen, wie bereits erwähnt, von „wünschenswerter Eiweißzufuhr", die indessen exakt erst später im Anschluß an fortgeschrittenere Kenntnisse wird präzisiert werden können. Als Untergrenze lehnen sie eine Versorgung nahe des physiologischen Eiweißminimums ab, da „eine Lebensführung in unmittelbarer Nähe des physiologischen Eiweißminimums... ein Leben an der Grenze einer Regulationsfähigkeit (bedeutet). Schon allein dieser Umstand wird jedem Arzt, der naturwissenschaftlich denkt, den Verdacht nahelegen, daß die Lebensbedingungen in diesem Falle unmöglich optimal sein können."

Nach einer zusammenfassenden Betrachtung des *Eiweißbedarfes bei Ratten* im Anschluß an McCollum, Slonaka, Goettsch und vor allem Sherman und Campbell stellen Lang-Ranke fest, daß gutes Wachstum der Laboratoriumstiere regelmäßig erreicht wurde, wenn, je nach der Anstellung des Versuches, etwa 14—18% Eiweißkalorien im Futter enthalten waren, während optimale Ergebnisse — Wachstumsbeschleunigung, frühere Geschlechtsreife, Verlängerung der Fortpflanzungsdauer, zahlenmäßige Vergrößerung der Würfe — nach Sherman bei einem 24%igen Proteingehalt erreicht worden seien. Zu fast den gleichen Ergebnissen war übrigens im deutschsprachigen Raume bereits in den Jahren 1930 bzw. 1932 A. Scheunert gekommen[4]), der seinerzeit auf Grund eingehend und wiederholt angestellter Versuche feststellen konnte, daß bei einer 10%igen Eiweißgabe im Futter wohl gutes Wachstum, indessen erst bei einer 20%igen Eiweißzufuhr zusätzlich auch beste Fortpflanzung gewährleistet war. Wenn auch die durch den Tierversuch gewonnenen Ergebnisse — worauf Lang-Ranke hinweisen — infolge verschiedenartigen Ablaufes der Lebensvorgänge (z. B. wesentlich unterschiedliche Wachstumsgeschwindigkeit zwischen Säugling und Jungtier) nicht *ohne weiteres* auf den Menschen übertragen werden können, so ist doch die *Ausnutzung der Nahrung* durch die Ratte *nicht wesentlich anders* als beim Menschen.[5]) Abschließend kommen diese beiden Forscher zu dem Ergebnis, daß „im allgemeinen Eiweißgehalte von 10—15%" in der „Nahrung gut ernährter und im besten Zustand befindlicher Personen" angemessen erscheinen. Diese Richtzahl findet sich allgemein im internationalen Schrifttum, z. B. auch bei Fleisch und Mitarbeitern, bei denen entsprechend als „zweckmäßige Mittelwerte" für die Eiweißkalorien 10—15% genannt werden.[6])

---

[1]) Kraut, H.: Eiweißernährung und Leistungsfähigkeit. A. a. O., S. 85 ff.

[2]) Ähnlich heißt es bei E. A. Müller, der feststellt, daß Versuche im Max-Planck-Institut Dortmund, „in denen Chemiker und Physiologen eng zusammenarbeiten, lehren, daß der Schwerstarbeiter weder für seinen erhöhten Kalorienumsatz noch zur Erhaltung seiner kräftigeren Muskulatur mehr Eiweiß braucht als ein gleich schwerer Normalarbeiter. Man muß trotzdem dem Schwerarbeiter eine etwas höhere Eiweißaufnahme empfehlen, damit er die durch gelegentliche Trainingsverluste zurückgegangene Muskelmasse rasch wieder ersetzen kann." (Müller, E. A.: „Eiweißaufnahme und Muskelkraft", Vortrag auf einer ernährungsphysiologischen Arbeitstagung des Max-Planck-Instituts in Dortmund am 4. Juli 1952)

[3]) A. a. O., S. 151 ff.

[4]) Scheunert, A. und H. Bischoff: Über den Nährwert reiner Fleischkost, hergestellt aus rohem. gekochtem und autoklaviertem Muskelfleisch bei Ratten. Biochem. Z. 219, 186 (1930).
Scheunert, A. und C. Venus: Über den Nährwert des Muskelfleisches für Wachstum und Fortpflanzung. Biochem. Z. 252, 231 (1932).

[5]) Lang, K.: „Die Physiologie der Ernährung". In: „Die Ernährung", Berlin 1952, S. 65.
Scheunert, A.: „Ernährungsprobleme der Gegenwart", Sitzungsberichte der Deutschen Akademie der Landwirtschaftswissenschaften zu Berlin, 1, 13 (1952).

[6]) Demole, M., A. Fleisch, Cl. Petitpierre: „Ernährungslehre und Diätetik", Bern 1948, S. 33.

Wenn nach LANG-RANKE im Durchschnitt die menschliche Nahrung 12—13% Eiweißkalorien enthält, so genügt allerdings die in den „Empfohlenen Kostsätzen" der FAO mit 1 g je kg Körpergewicht gerade bei den uns besonders interessierenden *Arbeitergruppen* — insbesondere den Mittelschwer-, Schwer- und Schwerstarbeitern — ausgewiesene Norm in keiner Weise. Denn die in dieser Übersicht angegebenen „Männer mit schwerer Arbeit" und einem Kalorienbedarf von 4500 würden unter Zugrundelegung eines Eiweißkaloriennutzwertes von 4,1 für 1 g *nur 6,38% Eiweißkalorien*, die mit der Nahrung aufgenommen werden, erhalten.[1]) Es ist offensichtlich, daß dieser Satz derart stark unter dem wissenschaftlich als zweckmäßig erkannten Eiweißdurchschnittsbedarf von 10—15 kcal.-% liegt, daß für diese sowie viele andere Arbeitergruppen *keine zufriedenstellende oder gar optimale Eiweißversorgung* anzunehmen ist. Will man sich bis zur endgültigen Klärung des täglichen Proteinbedarfs dem Prinzip, eine „wünschenswerte Eiweißquote" in kcal.-% zu fordern, anschließen und sich damit unter Hinweis auf die übliche und ausreichende Ernährung *in der Nähe einer etwa 12%igen Versorgung mit Eiweißkalorien* bewegen, so bedingt dies — unabhängig von und weitgehend entgegengesetzt zu den weiter vorn angedeuteten experimentellen Ergebnissen — zwangsweise mit dem Anwachsen des Gesamtkaloriensatzes auch eine sukzessive Steigerung des normativen Eiweißbedarfes. Durch die Anwendung dieses Prinzips glauben wir, in Übereinstimmung mit den entsprechenden Ergebnissen des internationalen Schrifttums hinsichtlich des Eiweißes optimale Kostformen ausgewählt zu haben.

c) Die soeben angedeuteten Eiweißbedarfssätze, welche sich in unseren Berechnungen, wie gleich gezeigt werden wird, im höchsten Falle, nämlich beim Schwerstarbeiter mit einer Kalorienanforderung von 5000 (z. B. Kalklader vor der Wand), auf 120 g je Kopf/Tag belaufen, bewegen sich noch — zum Teil wesentlich — unter den Richtzahlen, die von der *sowjetischen Forschung*[2]) als notwendig anerkannt und vom „Gesundheitsministerium" in dieser Höhe bestätigt worden sind. Diese Normen betragen je Tag in Gramm:[3])

	Eiweißbedarf Gesamt	Eiweißbedarf Darunter tierischer	Kalorien-anforderung
a) Berufe ohne körperliche Arbeit	109	67	3208
b) Berufe mit mechanischer Arbeit	122	72	3592
c) Berufe mit teilweise mechanischer Arbeit	141	82	4112
d) Berufe mit schwerer bzw. nicht mechan. Arbeit	163	94	4678

In ähnlicher, sehr spezifizierter Weise werden Kalorien- und Eiweißbedarf auf Grund sowjetischer Untersuchungen, deren Ergebnisse kürzlich von M. N. SCHATERNIKOW in

[1]) Bei einem Kalorienbedarf von 4200 wären es 6,8% und selbst bei einem solchen von nur 3000 noch unter 10%, nämlich 9,6%.

[2]) Lediglich bei KNJAGINITSCHEW und PEWSNER fanden wir davon abweichende (niedrigere) Sätze. KNJAGINITSCHEW stellt den täglichen Bedarf auch für Männer „bei starkem Kraftaufwand" mit 70 g fest. (KNJAGINITSCHEW, M. I.: „Biochemie des Weizens", Moskau, Leningrad 1951, S. 389, Tab. 239) PEWSNER dagegen erklärt folgendes: „Auf Grund zahlreich vorliegender Arbeiten von Physiologen und Klinikern kann als erwiesen betrachtet werden, daß der minimale Eiweißbedarf bei mittelschwerer Arbeit bei bestimmten Arbeitsverhältnissen nicht weniger als 1 g auf 1 kg Körpergewicht, d. h. im Durchschnitt 70—80 g, beträgt. Die optimale Eiweißmenge jedoch, deren der Organismus bedarf, hängt selbstverständlich von den Lebensbedingungen, dem Klima und dem Charakter der Arbeit ab. Die Mehrheit der Autoren beziffert diese optimale Menge durchschnittlich mit 100 g." (PEWSNER, M. I.: „Grundlagen der Heilernährung", Staatlicher Verlag für Medizinliteratur, Moskau 1949, S. 92/93) (russ.)

[3]) Physiologische Normen für die Ernährung von Erwachsenen (in g), bestätigt vom Ministerium für Gesundheitsschutz in der UdSSR (zitiert nach N. N. JAKOWLEW: Lebensweise und Ernährung des Sportlers während der Trainings- und Wettkampfperiode. Staatsverlag „Körperkultur und Sport", Moskau 1952; jetzt auch autorisierte deutsche Übersetzung, bearb. von A. SCHEUNERT, Berlin 1953).

Verbindung mit O. P. MOLTSCHANOWA, aus dem Institut für Ernährungsphysiologie in Moskau, vorgelegt wurden, für eine größere Gruppe von Arbeitern umschrieben. Auch diese Bedarfsnormen, die etwas unter den vom sowjetischen Gesundheitsministerium bestätigten Richtsätzen liegen, sollen infolge ihrer grundsätzlichen Bedeutung als Ausdruck neuester Erkenntnis hier im Wortlaut wiedergegeben werden — und zwar zugleich *einschließlich* der Angaben für die Normen an Fett, Kohlenhydraten und Gesamtkalorien:[1])

	Eiweiß g	Fett g	Kohlenhydrate g	Kalorien
1. Bergleute	130	100	619	4000
2. Metallarbeiter a) Gießer	135	110	713	4500
b) Schlosser	120	90	554	3600
c) Schmied	130	100	619	4000
d) Mechaniker	120	90	480	3300
3. Steinsetzer	130	100	619	4000
4. Steinbrucharbeiter	140	120	807	5000
5. Steinmetz	130	100	619	4000
6. Ziegeleiarbeiter	150	130	896	5500
7. Textilarbeiter a) Weber	110	80	489	3200
b) Färber	110	80	489	3200
8. Drucker	110	80	489	3200
9. Erdarbeiter	140	120	807	5000
10. Landarbeiter	135	110	713	4500
11. Holzhauer	140	120	807	5000
12. Tischler	110	80	489	3200
13. Böttcher	130	100	667	4200
14. Schneider	100	70	473	3000
15. Geistesarbeiter	100	80	451	3000
16. Chemiearbeiter, leichte körperliche Arbeit	115	85	546	3500
17. Chemiearbeiter, schwere körperliche Arbeit	130	110	670	4300

Diese Übersicht nach SCHATERNIKOW-MOLTSCHANOWA läßt erkennen, daß die Eiweißrichtsätze für Schwerstarbeiter mit 4000 kcal. 130 g, mit 4500 kcal. 135 g und mit 5000 kcal. 140 g betragen, wohingegen für die leichteste körperliche Anstrengung (Schneider) sowie den Geistesarbeiter mit einem Bedarf von in beiden Fällen 3000 kcal. noch immer 100 g gefordert werden. Während also im amerikanischen und deutschsprachigen Raume generell 1 g Eiweiß für 1 kg Körpergewicht als befriedigend angenommen wird, betragen die vom *Gesundheitsministerium bestätigten physiologischen Normen* in der Sowjetunion bei Schwerarbeit (4112 kcal,) und 141 g Eiweißbedarf in 24 Stunden (siehe Tabelle S. 27) reichlich das Doppelte, nämlich *2 g Eiweiß auf 1 kg Körpergewicht.* Diese Gegenüberstellung läßt die eingangs getroffene Feststellung nochmals deutlich werden, wonach der *tägliche Proteinbedarf für den Menschen,* z. B. unter Berücksichtigung klimatischer Verhältnisse sowie der zu kurzen Versuchsdauer praktisch aller Experimente[2]), *nicht exakt feststeht.*

Um für unsere Bilanzen unter diesen Verhältnissen von möglichst zutreffenden Eiweiß Soll-Werten — unter der Voraussetzung einer optimal zusammengesetzten Kost — ausgehen zu können, blieb nur übrig, im Anschluß an LANG-RANKE die *„wünschens-*

[1]) „Durchschnittliche Normen der Ernährung für erwachsene Personen bei Arbeiten in verschiedenen Berufen nach SCHATERNIKOW und MOLTSCHANOWA und nach einer Spezialkommission des Ärzterates für Nationale Gesundheitslehre der UdSSR." (Zitiert nach A. SZCZYGIEL und Mitarbeitern: Vorschläge für tägliche Normen der Verpflegungsrationen, in „Zywienie Zbiorowe": polnisch.)

[2]) Siehe die Argumentation MCCOLLUMS auf S. 24 dieser Arbeit.

werte Höhe" der Eiweißzufuhr bei den zu untersuchenden Arbeiter- und Bevölkerungsgruppen *auf prozentualer Basis an Gesamtnahrungskalorien* zu ermitteln. Die wünschenswerte Eiweißzufuhr in diesem Sinne beträgt aber, wie bereits erwähnt, im internationalen Schrifttum ziemlich einheitlich soviel Gramm Gesamteiweiß, daß die mit der Nahrung aufgenommenen *Eiweißkalorien etwa 10—15%, nach* LANG-RANKE *genauer 12—13%* betragen. Unter diesen Voraussetzungen wurden sämtliche vorliegenden Bilanzen aufgestellt, wobei sich der „Bedarf" (Ernährungs-Soll) in den Erwachsenengruppen regelmäßig um 10% bewegt, wohingegen die „Versorgung" (Ernährungs-Ist) fast durchweg um 12% schwankt, worüber noch eingehend berichtet werden wird. Zu ergänzen bleibt lediglich, daß der *tierische Eiweißanteil* regelmäßig zwischen *einem Drittel und der Hälfte* der Gesamteiweißzufuhr liegt. Grundsätzlich „mindestens 50% tierisches Protein" zu fordern, erscheint deshalb wenig gerechtfertigt, als es entscheidend auf die *richtige Mischung* beim Verzehr eiweißhaltiger Nahrungsmittel ankommt. Denn für die Ergänzungsaufnahme von essentiellen Aminosäuren kann bei zutreffender Kostwahl in erheblichem Maße tierisches Eiweiß durch pflanzliches *vollwertig ersetzt* werden.

Nach dieser Begründung sollen nun die unseren Ernährungsbilanzen zugrundegelegten Eiweiß-Soll-Werte folgen, welche für die *erste Gruppe (Arbeiter, Mittelschwer-, Schwerarbeiter)* folgende Tagesmengen als Norm ausmachen:

bei einem Tageskalorienbedarf von 3000 = 70 g,
bei einem Tageskalorienbedarf von 3400 = 80 g,
bei einem Tageskalorienbedarf von 3900 = 90 g.

Bei der *zweiten Gruppe (Schwerstarbeiter)* sind auf Grund der vorgetragenen Erwägungen unsere Eiweiß-Soll-Werte in mäßigen Grenzen weiter erhöht worden;[1]) sie betragen:

bei einem Tagesbedarf von 4200 kcal. = 100 g,
bei einem Tagesbedarf von 4500 kcal. = 110 g,
bei einem Tagesbedarf von 5000 kcal. = 120 g[2]).

Bei der *dritten Gruppe (weibliche Bürokräfte, Hausfrauen und vorwiegend geistig-psychisch Tätige, also qualifizierte Facharbeiter)* wurden unsere Eiweiß-Soll-Werte gemäß dem niedrigen, zwischen 2200 und 2800 kcal. liegenden Gesamttagesbedarf in folgender Höhe angesetzt:

Weibliche Bürokraft mit einem Tagesbedarf von 2200 kcal. . . . . = 60 g,
Weibliche Bürokraft mit zusätzlich zweistündiger Hausarbeit und einem Tagesbedarf von 2400 kcal. . . . . = 60 g,
Hausfrau mit einem Tagesbedarf von 2800 kcal. . . . . = 70 g,
Qualifizierter Facharbeiter mit einem Tagesbedarf von 2800 kcal. . . . . . = 70 g.

Der Satz von 60 g Eiweiß für Bürokräfte ohne und mit zusätzlicher Hausarbeit liegt zwar wesentlich unter den sowjetischen Normen, entspricht dagegen weitgehend der anerkannten Bedarfshöhe westdeutscher bzw. amerikanischer Forschungen. Denn das *Durchschnitts*gewicht weiblicher Arbeitskräfte mit vorwiegend leichter Büroarbeit liegt nach den

[1]) Auch nach „*Voeding*" liegt der tägliche Eiweißbedarfssatz „für sehr schwere Arbeit" bei etwa 110 g, was sich mit unseren abgestuften Vorschlägen weitgehend deckt (*Voeding*, a. a. O., S. 195).

[2]) Besonders interessant ist die Feststellung, daß die *hohen sowjetischen Sätze* in fast der gleichen Größenordnung vor Jahrzehnten von M. RUBNER angegeben wurden, wenngleich man seinerzeit derartige Normen vorwiegend auf Grund der tatsächlich gegebenen Verzehrgewohnheiten und weniger im Anschluß an wissenschaftliche Eiweißbedarfsermittlungen nannte. Denn RUBNER stellte 1933 (nach STEINHEIL) fest, daß z. B. ein Bergmann (4196 kcal. Tagesbedarf) 133g, ein Ziegeleiarbeiter (4528 kcal. Tagesbedarf) 167 g, demgegenüber ein Bauernknecht (4811 kcal. Tagesbedarf) wieder etwas weniger, nämlich 143 g Eiweiß benötige.

verschiedensten ausgedehnten Gewichtserhebungen zwischen 55 und 60 kg. Die bereits oben für die westliche Hemisphäre (vgl. indessen auch PEWSNER-UdSSR sowieKNJAGINITSCHEW, ebenfalls UdSSR) begründete Forderung von 1 g Eiweiß je kg Körpergewicht (KRAUT-Dortmund, Recommended Daily Dietary Allowances-USA, Rotes Kreuz[1])) wird demzufolge mit 60 g je Tag erreicht. Für unsere Untersuchungen hatten diese Richtsätze deshalb bestimmend zu sein, weil bei ihnen damit die mindestens geforderte, etwa 10%ige Versorgung mit Eiweißkalorien aus der Gesamtnahrung gesichert war[2]).

Größere Schwierigkeiten bereitete hinsichtlich der Eiweiß-Soll-Werte *die Kindergruppe*, für die folgende Normenwerte zugrundegelegt wurden:
Kinder von 0—5 Jahren (durchschnittlicher Tagesbedarf 1350 kcal.) . . . . = 40 g,
Kinder von 5—9 Jahren (durchschnittlicher Tagesbedarf 1800 kcal.) . . . . = 55 g,
Kinder von 9—15 Jahren (durchschnittlicher Tagesbedarf 2600 kcal.) . . . . = 75 g.

Für die *erste Kindersparte* (0—5 Jahre) ist einheitlich sowohl nach den Sätzen des Roten Kreuzes wie der Recommended Dietary Allowances von einem Tageseiweißbedarf zwischen 3—3,5 g je kg Körpergewicht auszugehen, der auch nach den sowjetischen Normen als ausreichend anzusehen sein dürfte. Das würde bei den üblichen Durchschnittsgewichten[3]), nämlich:

Kinder von 0—1 Jahr etwa 8 kg,
Kinder von 1—2 Jahren etwa 11 kg,
Kinder von 2—3 Jahren etwa 13 kg,
Kinder von 3—4 Jahren etwa 15 kg,
Kinder von 4—5 Jahren etwa 17 kg

bedeuten, daß sich ein *Durchschnittsgewicht von 12,8 kg für diese Kindersparte* ergäbe. Unter Zugrundelegung eines Tagesbedarfes von 3 g je kg Körpergewicht würden danach reichlich 38 g, unter der Annahme eines Bedarfes von 3,5 g dagegen reichlich 44 g benötigt. Daraus resultiert ein ungefährer Durchschnitt von reichlich 40 g, wie von uns angenommen. Eine genauere, physiologisch begründete Unterteilung nach Kindersparten von 0—1 Jahr, 1—3 Jahren und 3—5 Jahren, die *sehr wünschenswert gewesen wäre*, konnte für unsere Ernährungsbilanzen deshalb *nicht* vorgenommen werden, weil *alle Kinder zwischen 0 und 5 Jahren die gleiche Kinderkarte* erhalten, von der wir bei unserer Aufgabe notwendigerweise auszugehen hatten.

Für die *zweite Kindersparte* (5—9 Jahre) ist nach den gleichen Prinzipien ein Bedarf von 55 g Eiweiß ermittelt worden.[4]) Geht man nämlich hier von einem wissenschaftlich anerkannten Tageseiweißbedarf (siehe z. B. die Angaben des Roten Kreuzes) *von 2,5 g*

[1]) „Lücken in den Lebensmittelrationen europäischer Länder". Vereinigtes Hilfswerk vom Internationalen Roten Kreuz, Genf, Mai 1944.
[2]) Auch die Hausfrau kommt bei dem zugrundegelegten Satz von 70 g und 2800 Kalorienbedarf auf reichlich 10%, Eiweißkalorien. Vgl. im übrigen über die „Energetische Untersuchung der Hausfrauenarbeit" die interessante Studie von DROESE, W., E. KOFRANYI, H. KRAUT, L. WILDEMANN in: Arbeitsphysiologie 14, 63 (1949).
[3]) Nach E. SCHLESINGER, zitiert in der Nahrungsmitteltabelle von H. SCHALL, a. a. O., S. 63 ff.
[4]) Durchschnittsgewichte für diese Altersstufen (nach E. SCHLESINGER, a. a. O., S. 63 ff)

	a) Mädchen	b) Knaben
5—6 Jahre	18,5	19,3
6—7 Jahre	20,0	21,0
7—8 Jahre	22,0	23,2
8—9 Jahre	24,3	25,6
	84,8 : 4 = 21,2	89,1 : 4 = 22,3

oder aufgerundet 22 (kg Körpergewicht) × 2,5 (g Eiweiß je kg Körpergewicht) = *55 g täglicher Eiweißbedarf*.

je kg Körpergewicht aus, so kommt man bei dem in der Anmerkung ermittelten Durchschnittsgewicht von 22 kg genau auf einen Bedarfssatz von täglich 55 g Eiweiß. Diese Menge entspricht übrigens vollkommen den Forderungen nach „Voeding", wo für die Altersstufen von 4—7 Jahren 50 g und von 7—9 Jahren 60 g, im Durchschnitt also ebenfalls *55 g Eiweiß je Tag gefordert* werden.

Hinsichtlich der *dritten Kindersparte* (9—15 Jahre) beträgt die allgemein begründete Norm im Durchschnitt *2 g täglich je kg Körpergewicht.*[1]) Das ergibt nach der beschriebenen Durchschnittsberechnung für Jungen und Mädchen in den fraglichen Altersstufen mit knapp 37 kg Durchschnittsgewicht einen Eiweißbedarf *von 74 oder aufgerundet 75 g.* Dieser Satz liegt noch etwas über der „Voedingnorm" (knapp 72 g), während sich nach den „Recommended Daily Dietary Allowances" der ausgemittelte Wert in der Nähe von reichlich 76 g bewegt. Unsere gewählte Norm von 75 g täglichem Eiweißbedarf dürfte schon damit als ausreichend begründet anzusehen sein. Wichtiger ist, daß bei diesen Richtsätzen in allen drei Kindersparten prozentuale Eiweißkaloriensollsätze im Zusammenhang mit der aufgenommenen Gesamtnahrung von rund 12% (genau: 11,8—12,5%) erreicht werden.

b) Istsätze

Die in unseren Ernährungsbilanznormen ermittelten *Eiweiß-Ist-Werte* (in Klammern zu Vergleichszwecken die oben begründeten Eiweiß-Soll-Werte) belaufen sich in der *ersten Gruppe (Arbeiter, Mittelschwer- und Schwerarbeiter)* auf folgende Tagesmengen:

bei einem Tageskalorienbedarf von 3000 = 89 g (70 g),
bei einem Tageskalorienbedarf von 3400 = 100 g (80 g),
bei einem Tageskalorienbedarf von 3900 = 116 g (90 g).

Daraus geht hervor, daß bei dieser Gruppe in jedem Falle die *Versorgung um etwa 25—30% höher* liegt, als der geforderte Soll-Bedarf ausmacht. Dabei ist ergänzend folgende Feststellung wesentlich: Nachdem in der ersten Ernährungsbilanz auf der Basis von 3000 kcal. dieser Ist-Überschuß gegenüber der Norm von 70 g etwa 27% beträgt, ergibt sich in den Bilanzen mit steigender Kalorienzufuhr automatisch auch eine mengenmäßige Erhöhung der Eiweißbereitstellung, da die meisten Lebensmittel Protein enthalten. Damit ist zunächst für alle drei Bilanzen dieser Gruppe der prozentual etwa gleichbleibende Überschuß zwischen 25 und 30% erklärt.

Wollte man etwa den Versuch unternehmen, durch *Kostumstellung* den Verbrauch an Eiweiß auf die angegebenen Normen herabzusetzen, so könnte dies auf Grund unserer Bilanzen nur durch geringeren Verzehr an Animalien,[2]) Magerkäse und vor allem an Brot geschehen. Die Fleischsätze liegen jedoch — bis auf die HO-Zukäufe — markenmäßig fest und dürften kaum verringert werden, ohne gleichzeitig den Lebensstandard herabzusetzen. Die HO-Zukäufe an Wurst sind zur Belegung der Brote erforderlich, da andernfalls die vorgesehene Kohlenhydratmenge geschmacklich kaum befriedigend verzehrt werden

[1]) Lediglich das „Rote Kreuz" verlangt 2,5 g je kg Körpergewicht in dieser Kindersparte.

[2]) Es ist bekannt, daß bei höherem tierischen Eiweißverbrauch als ernährungsphysiologisch notwendig nicht ganz zu unrecht von „Luxuskonsumtion" gesprochen wird. Denn das organisch nicht benötigte Eiweiß dient — analog den Kohlenhydraten — als Energiequelle und wird demzufolge auf der Basis 4,1 kcal. je 1 g im Körper verbrannt. Da indessen die Erzeugung animalischer Eiweißprodukte viel kostspieliger ist als diejenige pflanzlicher Nahrungsmittel (Kohlenhydrate), hat dieser Einwand eine gewisse Berechtigung. (Vgl. z. B. STARE, a. a. O., der vorrechnet, daß die Gewinnung von 1 Mill. kcal. aus Rohrzucker nur 0,15 Acker Land erforderlich macht, während für die gleiche Energieerzeugung über den Rindermagen 17 Acker Land benötigt werden (Verhältnis also etwa 1 : 113!)). Da indessen unsere effektiven Eiweißkaloriensätze — teilweise noch wesentlich — unter den Normen der sowjetischen Forscher liegen und — wie oben ausgeführt — bei „richtiger" und angemessener Kostzusammenstellung kaum anders zusammengesetzt werden können, haben solche theoretischen Berechnungen nur orientierende Bedeutung. Aus diesen Erwägungen ziehen wir nicht den Schluß, daß die untersuchten Arbeiterkategorien „zu viel Eiweiß" essen, wenn auch ihre Eiweißversorgung als „reichlich" angesehen werden kann.

könnte. Eine Verminderung — oder besser ein Austausch — des zugrundegelegten Magerkäseverzehrs würde wegen der gleichzeitigen starken Herabsetzung der Calciumzufuhr bedenklich erscheinen — ganz abgesehen von der erhöhten biologischen Wertigkeit des tierischen Eiweißes. Die Brotmenge schließlich kann infolge der hohen Kaloriennorm je 100 g kaum auch nur in bescheidenem Maße gegen ein anderes Nahrungsmittel ausgetauscht werden, wenn die zugrundegelegte Tageskalorienmenge aufrechterhalten werden soll. Das aber ist der Ausgangspunkt unserer Berechnungen und muß es aus Gründen vollständiger Sättigung bleiben. Daraus folgt andeutend, daß trotz des nachgewiesenen reichlichen Eiweißverzehrs bei Anerkenntnis der zugrundegelegten Kaloriennormen kaum eine wesentlich andersartig zusammengestellte Kost bei angemessener Befriedigung der Verbraucherwünsche unter dem Gesichtspunkt optimaler Ernährung, der für unsere Bilanzen unter Zugrundelegung der tatsächlich bereitstehenden Lebensmittel immer maßgebend war, vorgeschlagen werden kann — ganz abgesehen davon, daß die kritisch abgewogenen Berechnungen im Anschluß an Umfragen bei den zugehörigen Verbrauchergruppen wie auch auf Grund von feststehenden Kartenmengen an den einzelnen Lebensmitteln durchgeführt worden sind.

Wenn schon dieses allgemeine Ergebnis bei der gewählten günstigen Kostzusammensetzung[1]) als positiv anzusehen ist, so trifft dies in gleichem Maße auf das *Verhältnis zwischen animalischem und vegetabilischem Eiweißanteil* zu. Denn die ernährungsphysiologisch bekannte Grundforderung, daß durch die höherwertigen, also animalischen Eiweißanteile, welche die essentiellen Aminosäuren in günstigerem Verhältnis enthalten, *mindestens ein Drittel des Gesamtbedarfes* gedeckt sein muß, wird in allen drei Fällen dieser ersten Bilanzgruppe überschritten: von dem Gesamteiweißverzehr betragen nach unseren *Zahlenbilanzen die Prozentwerte für den animalischen Anteil*:

bei einem Tageskalorienbedarf von 3000 = 39%,
bei einem Tageskalorienbedarf von 3400 = 44%,
bei einem Tageskalorienbedarf von 3900 = 39%.

Werfen wir zusätzlich einen Blick in unsere analogen *graphischen Darstellungen*, bei denen die Anteile zwischen animalischem und vegetabilischem Eiweiß zutreffender zu den *Ernährungs-Soll-Werten* ins Verhältnis gesetzt werden, dann ist die *Relation hinsichtlich der animalischen Eiweißanteile noch wesentlich günstiger*, nämlich:

bei einem Tageskalorienbedarf von 3000 = 50%,
bei einem Tageskalorienbedarf von 3400 = 55%,
bei einem Tageskalorienbedarf von 3900 = 50%.

Damit kann abschließend auf Grund unserer Ernährungsbilanzen eine reichliche, zumindest durchaus *zufriedenstellende Eiweißversorgung* im Rahmen der ersten Gruppe (Arbeiter, Mittelschwer- und Schwerarbeiter) festgestellt werden.

Die entsprechenden Eiweiß-Ernährungs-Ist-Normen (in Klammern vergleichsweise zugrundegelegte Soll-Werte) für die *zweite Gruppe (Schwerstarbeiter)* betragen auf Grund unserer Berechnungen:

bei einem Tageskalorienbedarf von 4200 = 120 g (100 g),
bei einem Tageskalorienbedarf von 4500 = 134 g (110 g),
bei einem Tageskalorienbedarf von 5000 = 144 g (120 g).

In jedem Falle wird damit auch bei dieser Gruppe der Schwerstarbeiter aus den oben erwähnten Gründen (vor allem entsprechende Erhöhung der Kalorienzufuhr) die *Eiweiß-Soll-Norm um etwa 20%* überschritten. Ebenfalls ist die Relation zwischen animalischem und vegetabilischem Eiweißanteil ausreichend. Denn von dem *Gesamteiweißverzehr* werden

bei einem Tageskalorienbedarf von 4200 = 38%,
bei einem Tageskalorienbedarf von 4500 = 38%,
bei einem Tageskalorienbedarf von 5000 = 39%

[1]) Näheres darüber vgl. — außer in den Bilanzen selbst — S. 66.

durch animalische Bestandteile gedeckt. Setzt man dagegen auch hier den *tatsächlichen* animalischen Eiweißverzehr zu den zugrundegelegten (niedrigeren) *Normen* ins Verhältnis (siehe wieder besonders deutlich in den graphischen Darstellungen!), so ergibt sich folgendes günstigere Bild hinsichtlich des tierischen Eiweißanteils:

bei eihem Tageskalorienbedarf von 4200 sind 45%,
bei einem Tageskalorienbedarf von 4500 sind 46% und
bei einem Tageskalorienbedarf von 5000 sind 47%
animalischer Herkunft.

Bei der *dritten Gruppe (weibliche Bürokräfte, Hausfrauen und qualifizierte Facharbeiter)* belaufen sich unsere Berechnungen an Gesamteiweißzufuhr:

für eine weibl. Bürokraft ohne zusätzliche Hausarbeit (2200 kcal. Tagesbedarf) auf . . . . 65 g (60 g),
für eine weibl. Bürokraft mit zusätzlich zweistündiger Hausarbeit (2400 kcal. Tagesbedarf) auf . . . . 69 g (60 g),
für eine Hausfrau (2800 kcal. Tagesbedarf) auf . . . . 74 g (70 g),
für einen qualifizierten Facharbeiter (2800 kcal. Tagesbedarf) auf . . 78 g (70 g).[1])

Interessant ist hierbei die Feststellung, daß in sämtlichen 4 Bilanzen dieser dritten Gruppe die Eiweiß-Soll-Werte nur um etwa 6 bis 15% von den Ist-Werten überschritten werden. Anders ausgedrückt: auf Grund der geringeren Verzehrmengen bewegt sich der effektive Eiweißkonsum in ziemlicher Nähe des normativ festgesetzten Eiweißbedarfs.

Hinsichtlich des Verhältnisses zwischen animalischem und vegetabilischem Anteil übersteigen alle 4 ermittelten Ergebnisse dieser dritten Gruppe *nicht wesentlich die Grenze des geforderten Mindestanteils* von einem Drittel tierischen Eiweißes, mit Ausnahme der Hausfrauenbilanz, bei der sich lediglich 30% ergeben, und betragen

bei einem Tageskalorienbedarf von 2200 . . . . = 37%,
bei einem Tageskalorienbedarf von 2400 . . . . = 36%,
bei einem Tageskalorienbedarf von 2800 (Hausfrau) . . . . = 30%,
bei einem Tageskalorienbedarf von 2800 (qualifizierter Facharbeiter) . . . = 36%.

Eine Kleinigkeit günstiger wird diese Relation zwischen animalischem und vegetabilischem Eiweißanteil, wenn man auch hier die ermittelten *Ist-Werte* zu den *Bedarfsnormen* ins Verhältnis setzt. Dann beträgt der animalische Satz nämlich:

bei einem Tageskalorienbedarf von 2200 . . . . = 40%,
bei einem Tageskalorienbedarf von 2400 . . . . = 42%,
bei einem Tageskalorienbedarf von 2800 (Hausfrau) . . . . = 31%,
bei einem Tageskalorienbedarf von 2800 (qualifizierter Facharbeiter) . . . = 40%.

Auch die Bilanzen dieser dritten Gruppe lassen — mit einigen Einschränkungen bzgl. der Ermittlungen bei der dritten Kategorie — deutlich erkennen, daß die Eiweißversorgung sowohl insgesamt wie auch hinsichtlich der Proportion zwischen animalischen und vegetabilischen Bestandteilen bei der bewußt verfolgten Tendenz nach möglichst optimal zusammengesetzter Kost unter der Voraussetzung eines etwa 12%igen Eiweißanteiles an den Gesamtnahrungskalorien als voll befriedigend für die Erhaltung dauernder Gesundheit und Leistungsfähigkeit angesehen werden kann.

[1]) Wenn auch die Tageskaloriensätze sowohl für die Haufrau wie für den geistig-psychisch Tätigen gleichlautend 2800 kcal. betragen, so mußten doch *zwei ganz getrennte Ernährungsbilanzen* aufgestellt werden. Denn die ausreichende Beschaffung des Ernährungsbedarfs für die Hausfrau war lediglich auf der Basis der *Grundkarte* zu bewerkstelligen, wohingegen der geistig-psychisch Tätige mit dem gleichen Kalorientagesbedarf regelmäßig die *Zusatzkarte C* erhielt.

Besondere Verhältnisse liegen für die *vierte Gruppe (Kinder)* vor. Am auffälligsten ist hier, daß die weiter vorn begründeten Eiweiß-Normen in unseren Ernährungs-Ist-Berechnungen sowohl für kleine Kinder (0—5 Jahre) wie für Kinder von 5—9 Jahren *nicht* vollständig erreicht werden konnten. Erschwerend wirkt dabei die schon erwähnte Tatsache, daß wir auf Grund der Kartenzuweisungen gezwungen waren, Kindersparten zusammenzufassen, die unter ernährungsphysiologischem Blickpunkt wesentlich zweckmäßiger in mehrere Abteilungen gegliedert worden wären.

Als Ergebnis der vorliegenden Berechnungen zeigt sich ein Eiweiß-Ist-Wert (in Klammern: Eiweiß-Soll-Wert):

für Kinder von 0— 5 Jahren (1350 kcal. Tagesbedarf) von 38 g (40 g),
für Kinder von 5— 9 Jahren (1800 kcal. Tagesbedarf) von 50 g (55 g),
für Kinder von 9—15 Jahren (2600 kcal. Tagesbedarf) von 75 g (75 g).

Hier sind also in zwei Fällen mäßige Lücken vorhanden. Um ihre Schließung sollten in kollektiver Zusammenarbeit Ernährungsforschung, Gesundheitspraxis, Regierung, Staatsverwaltung und Lebensmittelherstellung ständig bemüht bleiben. Allerdings darf — gleichsam als Ausgleich und Vorteil — nicht unerwähnt bleiben, daß bei den drei Kindersparten, insbesondere der ersten, naheliegenderweise infolge der Milchzuweisung die *animalischen Anteile recht hoch* liegen. Denn von der Eiweißgesamtaufnahme betragen die tierischen Anteile:

für Kinder von 0— 5 Jahren 63%,
für Kinder von 5— 9 Jahren 46%,
für Kinder von 9—15 Jahren 41%.

2. FETT

a) Sollsätze

Hinsichtlich des menschlichen *Tagesbedarfes an Fettstoff* — Speisefett im engeren, „sichtbaren" Sinne, wie Butter, Schmalz und auch Öl, sowie Nahrungsfett im ernährungsphysiologischen „unsichtbaren" Sinne aus den verschiedenen Lebensmitteln wie Fleisch, Eiern, Nüssen usw. — liegen in der Literatur ebenfalls *keine einheitlichen Werte* vor. Das hat seine Hauptursache in den neueren Erkenntnissen, daß auch dieser Hauptnährstoff einen „summarischen Stoffkomplex" darstellt, „der mit gewissen Konstituenten in die biologischen Vorgänge mit spezifischen lebensnotwendigen (essentiellen) Wirkungen eingreift".[1]) Wenn aber den konstituierenden Fettsäuren — analog dem Eiweißstoff — gemäß ihrer jeweilig charakteristischen Eigenschaften verschiedenartige Bedeutung für Gesunderhaltung und optimale Ernährung zukommt, liegt es nahe, daß es problematisch ist, eine einzige Zahl („Grammwert") als tägliche Bedarfsnorm angeben zu wollen. Im übrigen ist auf Grund des Gesetzes der Isodynamie von M. RUBNER in ziemlich breiten Grenzen ein Austausch etwa zwischen Fetten und Kohlenhydraten möglich.

Darum kann es keine verbindliche, keine schlechthin „richtige" Fettbedarfsmenge für die zu untersuchenden Bevölkerungs- und Arbeitergruppen geben. Dies ist um so naheliegender, als bestimmte soziale, kulturelle und wirtschaftliche Verhältnisse (Verstädterung, Industrialisierung) ein deutliches, ernährungsphysiologisch durchaus vernünftiges *Streben nach ballast- und kohlenhydratarmer, jedoch eiweiß- und fettreicher Kost* sehr nachhaltig bedingen.

---

[1]) TÄUFEL, K.: Die physiologisch-chemischen Wirkungen der Fette. Wissenschaftliche Annalen, 1, 577 (1952).

Aus solchen Überlegungen ist es zu verstehen, daß die „Fettbedarfsnormen", um deren Aufstellung sich Wissenschaft und Gesundheitspraxis — trotz aller einschränkenden Erwägungen hinsichtlich einer genauen Bemessungsmöglichkeit — seit langem bemühen, teilweise recht erheblich divergieren, obgleich offenbar gewisse Relationen zwischen Körpergewicht und vor allem *Nahrungsmenge und Fettaufnahme* zu bestehen scheinen. Bevor wir diese Beziehungen näher betrachten, soll auch bezgl. der Frage des Fettbedarfes — ähnlich wie bei der Ermittlung einer zutreffenden Eiweißzufuhr — zunächst ein *Blick in das wissenschaftliche Schrifttum* der Vergangenheit und Gegenwart geworfen werden.

In dem berühmt gewordenen, um mehrere Generationen zurückliegenden VOITschen *Kostmaß*, das allerdings — ganz abgesehen von der modernen gesellschaftlichen Entwicklung — wegen seiner Starrheit unseren Anschauungen nicht mehr entspricht, wurde unter Zugrundelegung „mittlerer Arbeit" bei einer Gesamtanforderung von etwa 3000 kcal. der Verzehr auf *56 g Fett* (neben 118 g Eiweiß) als Tagesnorm festgelegt. Eine Bedarfsmenge in der Nähe von 50 g kehrte dann in den klassischen Kostmaßen häufig wieder; auch M. RUBNER sprach im gegebenen Zusammenhang von 52 g. Dieser Richtsatz hat sich auf Grund neuerer Untersuchungen bis in unsere Zeit im wissenschaftlichen Schrifttum wie in maßgebenden internationalen Tabellenwerken als Grundlage zur Aufstellung bestimmter Ernährungsregime behauptet.[1])

Umgekehrt gehen in älteren wissenschaftlichen Untersuchungen die Fettbedarfsnormen bei üblicher bzw. mittlerer Arbeitsschwere gelegentlich bis weit über 100 g täglich hinaus (z. B. ATWATER mit 125 g). Im allgemeinen finden sich indessen früher wie heute unter dem Gesichtspunkt guter Ernährung *Tagesverbrauchssätze, die zwischen 50 und 100 g liegen.* In diesen Grenzen bewegen sich nicht zuletzt die als zutreffend empfohlenen täglichen Fettverzehrmengen, welche etwa in USA im Anschluß an die wohl angepaßte Assimilation bestimmter Fettmengen an den tierischen und menschlichen Organismus ermittelt wurden.[2])

Dieser nach den neueren Ergebnissen vieler europäischer und amerikanischer Forscher[3]) sowie internationaler Institutionen, wie des „Roten Kreuzes", zutreffende Satz von 50—100 g Gesamtfett in der menschlichen Nahrung wird neuerdings in der sowjetischen Literatur von PEWSNER bestätigt, bei dem es heißt: „Die Nahrungsration eines mittelschwere Arbeit leistenden Menschen muß nach den Angaben verschiedener Autoren 50—100 g Fett täglich enthalten",[4]) wohingegen die *Normen in der Sowjetunion*, auf die gleich einzugehen sein wird, im allgemeinen die Tendenz nach einer Erhöhung dieses einen wesentlichen Spielraum lassenden Richtsatzes ausweisen.

---

[1]) Zum Beispiel sieht H. KRAUT 40—60 g Fettzufuhr als genügend „zur Erhaltung von Gesundheit und Leistungsfähigkeit..." an. (Der Ernährungsbedarf des körperlich Arbeitenden. Ärztl. Wochenschrift 3, 503 (1948)); ähnlich heißt es in den Normsätzen des „Roten Kreuzes" (bei einem Tagesbedarf von 3000 kcal.): „Als tägliches Minimalquantum wird eine Menge von 50—60 g Fett angesehen." (A. a. O., S. 9).

[2]) COWGILL, G. W.: Relative Nutritive Values of Animal and Vegetable Fats, Physiol. Rev. 25, 664 (1945) bzw. LANGWORTHY, zitiert bei COWGILL.

[3]) Für das amerikanische Sprachgebiet vgl. zusammenfassend EKSTEIN, H. C.: Fat in Nutrition, Handbook of Nutrition, S. 23, New York 1951. WILDER-KEYS: Foods for Emergencies, ebenda, S. 653, sprechen von einem zutreffenden (jährlichen) „Gesamtverzehr" von 24,5—30,8 kg, was einem Tagessatz von 67,1—84,4 g entspricht, wohingegen in den Vereinigten Staaten vor dem Kriege *tatsächlich* je Kopf 42,2 kg oder täglich 115,6 g verbraucht wurden.

[4]) A. a. O., S. 106.

Für *Schwer- und Schwerstarbeiter* hat Rubner schon vor Jahrzehnten Fettbedarfszahlen genannt, die sich im großen und ganzen ebenfalls *unter 100 g je Tag* bewegen.[1]) Erwähnen wir hinsichtlich des amerikanischen und europäischen Raumes abschließend, daß z. B. die Recommended Dietary Allowances für den Nährstoff Fett überhaupt keinen konkreten Grammwert als Tagesbedarf aufweisen, dagegen nach „Voeding" bereits bei „mäßiger Arbeit" eine Menge von 100 g als zutreffend hingestellt wird, so finden sich demgegenüber *im sowjetischen Schrifttum recht genaue Tagesbedarfsangaben* in Anlehnung an die jeweilige Arbeitsschwere. In der von Schaternikow-Moltschanowa wiedergegebenen Tabelle[2]) bewegen sich nach dem Grad der körperlichen Anstrengung die Fettnormen für *leichte Arbeit* verrichtende Werktätige (z. B. Schneider sowie auch Geistesarbeiter) mit niedrigen Kalorienanforderungen (3000 kcal.) von 70 bis 80 g, während für die große Gruppe der *Mittelschwer- und Schwerarbeitenden* (Kaloriensätze von 3300—4000) 90—100 g Fett in der täglichen Nahrung enthalten sein sollen. Für *Schwerstarbeiter* mit 4500—5500 täglichem Kalorienbedarf sind schließlich 110—130 g Fett als Richtsätze angegeben (vgl. bei dieser Gruppe nicht zuletzt die Bedeutung der Außentemperatur).

Noch höher sind die „*Physiologischen Normen für die Ernährung von Erwachsenen*", die nach Bestätigung durch das „Ministerium für Gesundheitsschutz in der UdSSR" vorgelegt wurden. In der darin gewählten Aufgliederung werden als Tagesverbrauch an Fett folgende Mengen ausgewiesen:

Berufe ohne wesentliche körperliche Arbeit	106 g,
Berufe mit mechanischer Arbeit	116 g,
Berufe mit nicht oder teilweise mechanischer Arbeit	134 g,
Berufe mit schwerer, nicht mechanischer Arbeit	153 g.

Bei so stark auseinandergehenden, häufig ermittelten bzw. ernährungspolitisch bestätigten Fettbedarfssätzen für den Menschen könnte angenommen werden, daß die verschiedenen Nahrungsfette nicht den gleichen physiologischen Ernährungswert haben, da es sich bei ihnen durchgehend um *Gemische* aus jeweils verschiedenartigen Stoffen handelt. Indessen ist in eingehenden, kritisch gesicherten Versuchen ermittelt worden, daß — abgesehen von der unterschiedlichen Bedeutung der Nahrungsfette als Zulieferer fettlöslicher Vitamine und essentieller Fettsäuren — *keine oder nur unerhebliche Wertunterschiede* in den zugrundegelegten, üblicherweise verzehrten Fettstoffen gegeben sind. So heißt es z. B. bei Cowgill[3]): „Verzehrbare Fette, deren Schmelzpunkte für die Verflüssigung im Verdauungstraktus nicht zu hoch sind, werden ungefähr im selben Grade verdaut und resorbiert. Gefundene Unterschiede sind von keiner praktischen Bedeutung für die Ernährung." Auch Lang-Ranke[4]) führen im gegebenen Zusammenhang aus: „Bei gleichem Vitamingehalt besitzen alle üblichen Nahrungsfette denselben Wert für die Ernährung. In den gründlichen Untersuchungen von H. J. Deuel jr. und Mitarbeitern hatten Butter, Margarine, Maiskeimöl, Baumwollsamenöl, Olivenöl, Erdnußöl und Sojaöl gleiche Wirkung auf Wachstum, Fertilität, Lactation und chemische Beschaffenheit des Körpers."

---

[1]) So spricht er in einer seiner Zusammenstellungen (a. a. O., S. 1242, 2. Tabelle) in Anlehnung an Forster bzw. Playfair bei einem Tagesbedarf von 3158 kcal. (Dienstmann) von 95 g Fett, bei einem Tagesbedarf von 3194 kcal. (Schreiner) von 68 g Fett und bei angestrengtester Arbeit auf der Basis von 3739 kcal. von nur 71 g Fett. Lediglich in einem Falle ist bei ihm für einen Schwerarbeiter mit einer Anforderung von 3614 kcal. — in Anlehnung an C. Voit — die Rede von 173 g täglichem Fettbedarf.

[2]) Vgl. S. 28.

[3]) Cowgill, a. a. O., S. 35, Anm. 2 dieser Arbeit.

[4]) A. a. O., S. 109.

Bei diesem derzeit noch stark divergierenden Erkenntnisstand hinsichtlich des ernährungsphysiologisch „richtigen" bzw. wünschenswerten Fettkonsums waren wir im Zusammenhang mit der Aufstellung möglichst zutreffender Fettbedarfsnormen im Rahmen von Ernährungsbilanzen wiederum gehalten, einen anderen, in den Grenzen des Möglichen zuverlässigen Maßstab zu wählen. Er konnte — ähnlich wie beim Eiweiß — in der *Relation der aufgenommenen Fettkalorien zu den Gesamtnahrungskalorien* gefunden werden. Bei Verwirklichung dieses Prinzips kommt zusätzlich die Sonderstellung des Fettes in der Ernährung zur vollen Auswirkung. Denn es besitzt auf Grund seines hohen Energiegehaltes (9,3 kcal. je g) einen besonders nachhaltigen *Sättigungswert* und schiebt dadurch infolge *Verlängerung der Verweildauer im Magen* den Eintritt des peripheren Hungergefühls wesentlich hinaus. Der arbeitende Mensch nimmt also bei angemessenem Fettverzehr konzentrierte, wenig voluminöse Nahrungsbestandteile auf und ist doch wesentlich länger gesättigt als bei einer kohlenhydratreicheren Diät. Dieser Gesichtspunkt spielt, wie schon angedeutet, auf Grund der modernen gesellschaftlichen Entwicklung und nicht zuletzt der Forderung nach physisch gleichbleibender volkswirtschaftlicher Leistungsfähigkeit des einzelnen bis ins Alter bei regelmäßig durchgehender Arbeitszeit eine hervorragende Rolle. Hier liegt einer der maßgeblichen Gründe für die ausgeprägte, ernährungsphysiologisch durchaus gerechtfertigte Tendenz vor allem des Großstadtmenschen, bewußt zu einer fettreichen und ballastarmen Kost überzugehen, worauf kürzlich A. SCHEUNERT mit Nachdruck hingewiesen hat.[1])

Schließlich spielt bei der Ermittlung des angemessenen Fettverzehrs die *Zubereitung der Speisen* eine wesentliche Rolle. Die Bewältigung großer Kohlenhydratmengen in Form von Brot und Kartoffeln mit zu wenig Fett kann auf die Dauer geschmacklich nicht befriedigend gemeistert werden; in diesem Sinne hat nach HOWE[2]) „Fett die schöne Eigenschaft, unsere Freude am Essen zu vergrößern".

Unter vorsichtiger und kritischer Berücksichtigung all' der angedeuteten Überlegungen kann für eine optimale Kostzusammensetzung angenommen werden, daß dann die günstigsten Verhältnisse gegeben sind, wenn *20—25% der aufgenommenen Gesamtnahrungskalorien durch Fettstoff* gedeckt werden. Diese Relation findet sich im internationalen wissenschaftlichen Schrifttum häufig, z. B. bei STARLING[3]) und neuerdings wieder in einer zusammenfassenden Untersuchung von WILDER-KEYS[4]), während FLEISCH und Mitarbeiter[5]) von 25% (bei Schwerstarbeitern mehr) sprechen und LANG-RANKE die optimale Fettzufuhr „in den Bereich zwischen 20—35% der Kalorienzufuhr" verlegen.[6]) Da indessen auch von diesen Verfassern — unter ausdrücklicher Bezugnahme auf FLEISCH — „eher die untere Grenze dieses Bereiches zu empfehlen ist", hatte für unsere Aufgabe der Aufstellung möglichst vollwertig zusammengesetzter Ernährungsbilanzen die Norm der täglichen Fettverzehrmenge *in der Nähe von 21—24% zu liegen.*

Diese Kaloriensoll-Prozentwerte finden sich — mit unerheblichen Schwankungen — durchgehend bei sämtlichen Arbeiter-, Mittelschwer-, Schwer- und Schwerstarbeitergruppen (genau: zwischen 21 und 26%), während für die weiblichen Bürokräfte

---

[1]) SCHEUNERT, A.: Ernährungsprobleme der Gegenwart. A. a. O.; längeres Zitat vgl. S. 17 f. in dieser Arbeit.

[2]) Zitiert nach LANG-RANKE, a. a. O., S. 112.

[3]) Zitert nach LANG-RANKE, a. a. O., S. 111.

[4]) WILDER-KEYS: Foods for Emergencies, Handbook of Nutrition, New York 1951.

[5]) DEMOLE, FLEISCH, PETITPIERRE, a. a. O., S. 33.

[6]) LANG gibt in seiner neuesten Untersuchung „Die Physiologie der Ernährung" (a. a. O., S. 84) „20—30% der Gesamtkalorien als wünschenswert" an.

Normen von 21 bzw. 22% ermittelt wurden.[1]) Analoge optimale bzw. voll befriedigende Relationen für den Anteil der Fettkalorien wurden für die drei Kindersparten zugrundegelegt, die zwischen 21% (Kinder von 9—15 Jahren) und 28% (Kinder von 0—5 Jahren) schwanken, wobei sich deutlich der höhere Fettverzehr der Kleinstkinder durch verstärkten Milchkonsum zeigt. Im ganzen gesehen stimmen damit die in den vorgelegten Ernährungsbilanzen ausgewiesenen Grammverzehrwerte hinsichtlich des Fettes mit den neuesten wissenschaftlichen Erkenntnissen und praktischen Erfahrungssätzen weitestgehend überein.

Nach dieser Diskussion folgen nun die in der Spannungsbreite von 20—25 Kalorienprozent liegenden Fett-Soll-Werte (in Klammern jeweils genaue %-Angabe im Verhältnis zum gesamten Nahrungskalorienverzehr), die sich in der *ersten Untersuchungsgruppe (Arbeiter, Mittelschwer-, Schwerarbeiter)* auf folgende Grammwerte belaufen:

bei einem Tagesbedarf von 3000 kcal. . . . . = 70 g (22%),
bei einem Tagesbedarf von 3400 kcal. . . . . = 80 g (22%),
bei einem Tagesbedarf von 3900 kcal. . . . . = 90 g (21%).

Bei der *zweiten Gruppe (Schwerstarbeiter)* sind im Anschluß an die angestellten Überlegungen unsere Fett-Soll-Normen weiter erhöht worden, nämlich

bei einem Tagesbedarf von 4200 kcal. . . . . = 100 g (22%),
bei einem Tagesbedarf von 4500 kcal. . . . . = 110 g (23%),
bei einem Tagesbedarf von 5000 kcal. . . . . = 130 g (24%).

Diese zuletzt erwähnten, als mäßig anzusehenden Schwerstarbeiter-Fettbedarfsnormen bewegen sich ganz in der Nähe der RUBNERschen Ermittlungen[2]) sowie derjenigen von SCHATERNIKOW-MOLTSCHANOWA, UdSSR[3]), wohingegen die Vergleichssätze etwa bei „Voeding-Holland" nicht unwesentlich *über* unseren Richtsätzen liegen. Denn hier werden bei schwerer Arbeit (3900 kcal. Tagesbedarf) 125 g und bei sehr schwerer Arbeit (4600 kcal. Tagesbedarf) 150 g Fett gefordert. Das entspricht in beiden Fällen einem Kaloriengesamtverzehrwert von rund 30%[4]) an Fett, wohingegen sich unsere Bedarfsnormen bei Schwerstarbeitern bzgl. des Fettkalorienverbrauches auf Werte zwischen 22 und 24% belaufen.[5])

Bei der *dritten Gruppe (weibliche Bürokräfte, Hausfrauen und männliche qualifizierte Facharbeiter)* betragen unsere Ernährungs-Soll-Werte für Fett

bei einem Tagesbedarf von 2200 kcal. (weibliche Bürokraft) . . . . . = 50 g (21%),
bei einem Tagesbedarf von 2400 kcal. (weibliche Bürokraft mit zusätzlich zweistündiger Hausarbeit) . . . . = 55 g (21%),
bei einem Tagesbedarf von 2800 kcal. (Hausfrau) . . . . = 60 g (20%),
bei einem Tagesbedarf von 2800 kcal. (qualifizierter Facharbeiter) . . = 70 g (23%).

---

[1]) Lediglich die Hausfrau liegt an der Untergrenze von gerade 20%, was auf ihren gegenüber weiblichen Bürokräften wesentlich erhöhten Kalorienbedarf zurückzuführen ist.

[2]) So weist RUBNER (a. a. O., S. 1243) im Anschluß an STEINHEIL bzw. RANK darauf hin, daß ein Bergmann (4196 kcal. Tagesbedarf) 113 g Fett oder ein Ziegeleiarbeiter (4528 kcal. Tagesbedarf) 117 g Fett benötigt.

[3]) Vgl. die Übersicht in dieser Arbeit, S. 28.

[4]) Vgl. in ähnlichem Sinne ZIMMERMANN, H. (Max-Planck-Institut für Arbeitsphysiologie Dortmund), der auf einer „Ernährungsphysiologischen Arbeitstagung" in Dortmund am 4. Juli 1952 hierzu folgendes ausführte: „Die Schwierigkeit der Ernährung schwer arbeitender Personen (um 4000 Kalorien) liegt in dem großen Volumen der benötigten Nahrungsmenge. Ein Fettanteil von $^1/_3$ der zugeführten Kalorien vermindert das Volumen so erheblich, daß keinerlei Beschwerden auftreten."

[5]) PEWSNER (a. a. O., S. 106) weist unter Bezugnahme auf schwere physische Arbeit darauf hin, daß sich nach den Angaben verschiedener Autoren die benötigte Fettmenge auf täglich 70—160 g zu belaufen habe.

Für die zwei ausgewählten Gruppen weiblicher Berufstätiger in Büros sowie diejenige der Hausfrau wurden damit den Berechnungen für den Fettstoffbedarf die noch als ausreichend geltenden Sätze von 40—60 g (Kraut) bzw. 50—60 g (Rotes Kreuz) zugrundegelegt. In diesen drei Fällen höhere Normen zu wählen, wäre ernährungsphysiologisch deshalb nicht gerechtfertigt bzw. ratsam gewesen, weil sich hier durchgehend die *normative Fettversorgung zwischen 20—21%* bewegt, also den oben begründeten Voraussetzungen gut entspricht.

Auch die in dieser Gruppe erfaßten, vorwiegend geistig-psychisch tätigen Facharbeiter können bei einem täglichen Gesamtnahrungsbedarf von 2800 kcal. mit 70 g Fett als zufriedenstellend versorgt angesehen werden, da ihr Fettkalorienverzehr im Verhältnis zur Gesamtnahrungsaufnahme 23% ausmacht.[1])

Bei der *vierten Gruppe (Kinder von 0—5, 5—9 und 9—15 Jahren)* betragen die zugrundegelegten Ernährungs-Soll-Werte für Fett:

bei einem Tagesbedarf von 1350 kcal. (Kinder von 0—5 Jahren) . . = 40 g (28%),
bei einem Tagesbedarf von 1800 kcal. (Kinder von 5—9 Jahren) . . = 50 g (26%),
bei einem Tagesbedarf von 2600 kcal. (Kinder von 9—15 Jahren) . . = 60 g (21%).

Dabei zeigt sich in einem Vergleich zu den Sätzen nach „Voeding" praktisch vollkommene Übereinstimmung hinsichtlich der Anforderungen bei den 2 Kindersparten von 0—5 Jahren (dortige Norm 39 g) und von 5—9 Jahren (dortige Norm 50 g), wohingegen sich lediglich unser Satz für die Kindergruppe von 9—15 Jahren mit 60 g wesentlich unter der „Voeding-Forderung" (reichlich 80 g) bewegt.

Entscheidend waren bei der Festlegung unserer Richtsätze hier wie überall die Fett*kalorien*prozentwerte, die sich bei der ersten Kindersparte (0—5 Jahre) auf 28, bei Kindern von 5—9 Jahren auf 26 und bei den größeren Kindern von 9—15 immerhin noch auf 21% belaufen. Wir werden bei der Ermittlung der Ist-Sätze feststellen, daß bei den größeren Kindern unter der Voraussetzung guter gemischter Kost und einem ausreichenden Tages*kalorien*bedarf von 2600 auch dieser mäßige Normsatz (60 g) mit 55 g *nicht ganz erreicht wird.*

b) Istsätze

Die ermittelten *Ernährungs-Ist-Werte für Fett* bewegen sich bei allen vier Gruppen in ziemlicher Nähe der vorgelegten Soll-Werte, die generell als „mäßig aber ausreichend" bezeichnet wurden. Da indessen — mit Ausnahme einiger noch zu diskutierender Ernährungsbilanzen — auch der errechnete Fettverzehr *etwas über den ausgemittelten Normen* liegt, kann er cum grano salis als *genügend* bezeichnet werden.

Im einzelnen ist hinsichtlich der *ersten Gruppe (Arbeiter, Mittelschwer- und Schwerarbeiter)* festzustellen, daß sich die Ernährungs-Ist-Werte zu den Ernährungs-Soll-Werten (letztere in Klammern) für Fett folgendermaßen verhalten:

bei einem Tagesdurchschnittsbedarf von 3000 kcal. (Arbeiter) . . . . = 74 g (70 g),
bei einem Tagesdurchschnittsbedarf von 3400 kcal. (Mittelschwerarbeitender) . . . . = 84 g (80 g),
bei einem Tagesdurchschnittsbedarf von 3900 kcal. (Schwerarbeiter) . = 88 g (90 g).

Diese Gegenüberstellung zeigt, daß für die beiden ersten Arbeiterabteilungen die effektive Fettversorgung gegenüber den ermittelten Soll-Werten nur leicht, nämlich

---

[1]) Wenn *Voeding*-Holland für diese Berufskategorie von einer wesentlich darüber liegenden Menge (100 g) ausgeht, so entspricht dies dem sehr reichlichen, außerhalb unserer Norm liegenden Satze von 33% Fettkalorien.

um 5—6%, erhöht ist. Bei der Schwerarbeitergruppe auf der Basis eines Tageskalorienbedarfes von 3900 liegt sie sogar um knapp 2% unter der Norm. Insgesamt betrachtet fallen damit für diese erste Gruppe „Norm“ und „Verzehr“ praktisch zusammen. Ein Fettmangel ist — abgesehen von den erwähnten 2%, die vernachlässigt werden dürfen — nicht zu verzeichnen.

Bei der *zweiten Gruppe (Schwerstarbeiter)* liegen die Verhältnisse ganz ähnlich. Nach der folgenden Übersicht beträgt ihre Fettversorgung:

bei einem Tagesdurchschnittsbedarf von 4200 kcal. . . . . = 107 g (100 g),
bei einem Tagesdurchschnittsbedarf von 4500 kcal. . . . . = 119 g (110 g),
bei einem Tagesdurchschnittsbedarf von 5000 kcal. . . . . = 142 g (130 g).

Die Ernährungs-Soll-Werte werden damit in allen drei Bilanzen dieser *zweiten* Gruppe fast gleichmäßig um 7—9% überschritten. Ihre effektive Versorgung ist danach mit etwa 24—26% Fettstoffkalorien als befriedigend anzusehen.

Bei der *dritten Gruppe (weibliche Bürokräfte, Hausfrau und qualifizierte Facharbeiter)* werden auf Grund unserer Ernährungsbilanzen folgende Ist- und (in Klammern) Soll-Werte an Fettverzehr ausgewiesen:

bei einem Tagesdurchschnittsbedarf von 2200 kcal. (weibl. Bürokraft) = 50 g (50 g),
bei einem Tagesdurchschnittsbedarf von 2400 kcal. (weibl. Bürokraft mit zusätzlich zweistündiger Hausarbeit) . . . . = 58 g (55 g),
bei einem Tagesdurchschnittsbedarf von 2800 kcal. (Hausfrau) . . . . = 59 g (60 g),
bei einem Tagesdurchschnittsbedarf von 2800 kcal. (qualifizierter Facharbeiter) . . . . = 71 g (70 g).

Diese Zahlenwerte lassen erkennen, daß die Deckung des Fettbedarfes in unserer dritten Gruppe gegenüber den aufgestellten Normen *gerade noch als ausreichend* anzusehen ist.

Als wenig befriedigend stellt sich abschließend die *vierte Gruppe (Kinder verschiedener Altersstufen)* dar, da sich der berechnete Fettkonsum gegenüber den Soll-Bedarfssätzen (in Klammern) folgendermaßen verhält:

bei einem Tagesdurchschnittsbedarf von 1350 kcal. . . . . = 43 g (40 g),
bei einem Tagesdurchschnittsbedarf von 1800 kcal. . . . . = 41 g (50 g),
bei einem Tagesdurchschnittsbedarf von 2600 kcal. . . . . = 55 g (60 g).

Hier liegen also normative Ist-Werte vor, welche die festgesetzten Richtzahlen — mit Ausnahme der ersten Kindersparte — *nicht ganz erreichen.* Am nachhaltigsten trifft das für die Kindersparte von 5—9 Jahren zu, wo sich der tatsächliche Verzehr-Wert um 18% unter dem Soll-Wert bewegt. Wenig befriedigend sind auch die Verhältnisse in der dritten Kindersparte (Altersstufe 9—15 Jahre), in der, wie schon erwähnt, selbst der niedrige Normsatz von 60 g täglichem Fettverzehr nicht ganz erreicht werden konnte.

So wenig es auch als eine unmittelbare Aufgabe im Zusammenhang mit der Aufstellung von Ernährungsbilanzen angesehen werden kann, gleichzeitig bzw. zuzüglich Vorschläge für die Schließung gewisser Lücken zu machen, da hierfür offensichtlich nicht die wissenschaftliche Ernährungswirtschaft und -statistik, vielmehr in erster Linie die Ernährungspolitik — in enger, durch Gutachtertätigkeit und Beratung zu verwirklichender Zusammenarbeit mit den Forschungsstätten auf dem Ernährungssektor — berufen ist, so wichtig erscheint als *Anhaltspunkt für die Ernährungspraxis und -verwaltung* offenbar der Nachweis, daß und wo auf Grund kritisch angestellter ernährungsphysiologischer Berechnungen im Anschluß an die bereitstehenden Kartensätze sowie die frei käuflichen Erzeugnisse *bei optimal zusammengestellten Kostsätzen* hier und da noch gewisse Mängel vorhanden sind. Gerade bei den heranwachsenden Kindern haben die berufenen Institutionen der Wissenschaft und die zuständigen Dienststellen von Regierung und Verwaltung (Ministerien für Gesundheitswesen, Lebensmittelindustrie, Land- und Forstwirtschaft sowie Handel und Versorgung) die vordringliche, gar nicht hoch genug einzuschätzende Aufgabe, sich mit diesem Sachverhalt eingehend zu beschäftigen, um ihn nach Möglichkeit recht bald zufriedenstellend zu meistern.

3. KOHLENHYDRATE

Eine Begründung für die in sämtlichen Fällen gewählten Bedarfs- und Verzehrsätze an Kohlenhydratanteilen der Kost bei der vorgeschlagenen normativen Ernährung erübrigt sich. Denn da durchgehend, wie schon eingangs hervorgehoben, die *Tageskaloriengesamtmenge feststeht* und die ermittelten Grammwerte für Eiweiß und Fett genau umgrenzt sind, wobei 1 g Eiweiß mit 4,1 Kalorien Nutzwert und 1 g Fett mit 9,3 Kalorien Nutzwert zu multiplizieren waren, stellt die benötigte Kohlenhydratmenge lediglich den *Ausgleichsposten im Rahmen des jeweils zugrundegelegten täglichen Gesamtkalorienbedarfes* dar. Sowohl die Soll-Sätze als auch der ermittelte Ist-Bedarf standen damit von vornherein bindend fest. Denn zu den errechneten Eiweiß- und Fettsätzen hatte einfach die Menge an Kohlenhydraten auf der Basis von 4,1 kcal. je 1 g Substanz hinzugefügt zu werden, um auf den jeweiligen Tageskaloriengesamtbedarf zu kommen. Die so gefundenen Grammwerte brauchen hier nicht wiederholt zu werden, sondern sind der Einfachheit halber direkt den Bilanzen zu entnehmen.

B. *Hinsichtlich der ausgewählten Mineral- und Spurenstoffe*

a) Sollsätze

α) *Vorbemerkung*

Der Bedarf an bestimmten Mineral- und Spurenstoffen[1]) ist nicht in gleich zutreffendem Maße hinsichtlich des jeweils *wünschenswerten Verbrauchssatzes* zu ermitteln, wie das bei den behandelten Hauptnährstoffen Eiweiß und Fett der Fall war. Als wichtigste Ursache dafür kann der Umstand angesehen werden, daß die zugrundegelegten Normen nur dann Gültigkeit haben, wenn die *Kost gut zusammengesetzt* ist und insbesondere den Anforderungen an *eine Reihe weiterer Mineralien* — zum Teil auch Proteinen und Vitaminen — ausreichend bzw. zufriedenstellend genügt wird.

So heißt es z. B. bzgl. der *Calciumaufnahme* — im Anschluß an zahlreiche gründliche Untersuchungen — bei LANG-RANKE[2]): „Die anderen, gleichzeitig mit dem Calcium in der Nahrung enthaltenen Mineralstoffe üben einen großen Einfluß auf den Calciumhaushalt aus. Eine isolierte Betrachtung des Calciumstoffwechsels ist also unmöglich. Reichliche Zufuhr von Magnesium verursacht eine vermehrte Aus-

---

[1]) „Die Mineralstoffe sind integrierende Bestandteile des lebenden Protoplasmas. Im menschlichen Körper kommen ihnen im wesentlichen 3 Funktionen zu:
1. als Bausteine des Skeletts bewirken sie dessen Festigkeit,
2. als gelöste Salze schaffen sie den für das Leben erforderlichen physikalisch-chemischen Zustand der Zellen und Körperflüssigkeiten (Wasserstoffionenkonzentration, osmotischer Druck, Quellungsgrad von Kolloiden usw.),
3. als Bausteine von komplizierteren Verbindungen (z. B. Hämoglobin, Fermente, Hormone) sind sie für den Organismus unersetzlich." LANG, K.: Die Physiologie der Ernährung, in: *Die Ernährung*, Physiologie, Pathologie, Therapie, Berlin 1952, S. 104.

[2]) A. a. O., S. 180.

scheidung von Calcium. Dieser Effekt des Magnesiums wird aber immer geringer, je reicher die Nahrung an Phosphorsäure ist. Eine noch größere Bedeutung für den Kalkhaushalt hat die Relation Ca : P in der Nahrung. Optimale Verhältnisse liegen vor, wenn der Quotient Ca : P etwa der Zusammensetzung des Knochens entspricht, also sich zwischen 1 und 2 hält. Das Wachstum junger Ratten ist dann am besten (HAAG und PALMER; BETHKE, KICK und WILDER). Zuchtversuche über viele Generationen hinweg haben gezeigt, daß dann alle Lebensvorgänge völlig reibungslos ablaufen (COX und IMBODEN). Die Retention von Calcium ist besonders gut (TRISDALL). In Gegenwart genügender Mengen Phosphorsäure kann auch bei einer suboptimalen Kalkzufuhr ausreichend Calcium retiniert werden (M. ELLI und H. H. MITCHELL; B. W. FAIRBANKS und H. H. MITCHELL; K. M. HENRY und S. K. KON). Eine ungünstige Relation Ca : P wirkt sich um so stärker aus, je geringer die Zufuhr an beiden Mineralstoffen wird. Enthält die Nahrung umgekehrt reichliche Mengen Ca und P, so verliert der Quotient Ca : P an Bedeutung."

Ähnlich argumentiert SHERMAN[1]): „Vieles, was in neueren Erörterungen und bisherigen Ergebnisberichten über die Wirkungen verschieden hohen Proteinverzehrs verwirrt, kann durch koordinierte langfristige Versuche mit systematischen gleichzeitigen Veränderungen der Protein- und Calcium- (vielleicht auch der Vitamin-) Mengen überzeugend erklärt und miteinander in Einklang gebracht werden. Wenn es sich herausstellen sollte — wie so viele Anzeichen jetzt anzudeuten scheinen — daß die höheren Aufnahmesätze an Protein besser ausgenutzt werden, wenn die Aufnahme von Calcium (und vielleicht von gewissen Vitaminen) auch verhältnismäßig hoch ist, würde diese Tatsache grundsätzlich für die reine Wissenschaft wie auch in ihrer Anwendung auf den Menschen wichtig sein. Diese Beziehung könnte a) direkt chemischer Natur oder b) mehr indirekt sein insofern, als es nicht das Protein an sich, sondern die Wachstumsbeschleunigung ist, welche mehr Nahrungscalcium benötigt, um gutes Ernährungsgleichgewicht und Stabilität des Nervensystems zu erreichen". ... „Wenn in Calcium- und Phosphor-Gehaltstabellen von Nahrungsmitteln auch das Ca/P-Verhältnis gegeben ist, so geschieht dies hauptsächlich als eine bekannte und geeignete allgemeine Angabe hinsichtlich des relativen Reichtums jedes Nahrungsmittels an Calcium und bedeutet nicht, daß irgend ein besonderes Verhältnis an sich und unter allen Bedingungen ein Zeichen der Überlegenheit ist, — denn in dieser Hinsicht wird viel davon abhängen, welche anderen Nahrungsmittel verzehrt werden und in welchem Verhältnis."

Und KRAUT-WECKER[2]) schließlich drücken diesen Sachverhalt im Anschluß an SHERMAN und SINDLER wie folgt aus: „Natürlich wird die Kalkausscheidung außer von der Höhe des Angebots noch von vielen anderen Faktoren beeinflußt, so vom Phosphatgehalt der Nahrung, vom Vitamin D, vom Calcinosefaktor, vom Säurebasengleichgewicht und von manchen anderen. H. C. SHERMAN erörterte auf Grund der vereinzelten Beobachtung, daß nach einer bei 0,39 g Ca-Aufnahme ausgeglichenen Bilanz eine Zulage von Fleisch von einer negativen Bilanz gefolgt war, die Möglichkeit, daß Eiweiß die Kalkbilanz senkt." ... „A. SINDLER beobachtete bei zwei Versuchsreihen, in denen sich die Ernährung hauptsächlich durch den Fleischgehalt unterschied, eine wesentlich veränderte Bilanzlage. Er schließt daraus, daß die Kalkbilanz in hohem Maße von der Fleischzufuhr abhängig sei. Zulage von Kalksalz zu fleischreicher Nahrung verbesserte die Kalkbilanz nicht so gut wie Verminderung der Fleischmenge. Die beiden Versuchsreihen liegen aber ein halbes Jahr auseinander, und die Bilanzen wurden das erste Mal über 19, das zweite Mal sogar nur über 15 Tage aufgestellt. Da in der Zwischenzeit eine unbekannte Menge von Calcium aufgenommen wurde, ist es ebensogut möglich, daß die beobachteten Änderungen die Folge einer Anpassung an einen veränderten Kalkgehalt der Kost vor dem 2. Versuch wie die der Änderung der Fleischzufuhr sind."

Auch der Nährstoff Fett wird, nach den gleichen Verfassern, trotz Ermangelung eindeutiger Beweise seines Einflusses auf die Kalkbilanz — und zwar bei extremen Versuchsbedingungen (JORDAN-JOHNSON[3])) - bisweilen ins Feld geführt: „Häufig wird angegeben, daß der Fettgehalt der Nahrung den Kalkstoffwechsel beeinflusse. So weist M. H. GIRENS auf die Möglichkeit hin, daß große Mengen von Fett einen Verlust von Erdalkalien im Darm hervorrufen können. Andererseits beobachtete E. M. HICKMANS an Säuglingen, daß niedere Fettzufuhr trotz hoher Kalkzufuhr zu geringer Resorption oder sogar zu negativen Kalkbilanzen führte. Ein Verhältnis von 0,03 bis 0,06 g Ca auf 1 g Fett in der Nahrung erwies sich als günstig für die Resorption."

So wie z. B. das Nahrungseiweiß die Calciumretention — ähnlich wie die Anwesenheit von reichlich Vitamin D — beeinflußt, sind weiter hinsichtlich der Kalkresorption gewisse *hemmende Gegebenheiten* wissenschaftlich seit längerem bekannt. Hierher gehört nicht nur die Tatsache, daß durch eine *voluminöse Kost* die Verwertung ebenso eingeschränkt wird, wie etwa durch die in bestimmten Nahrungsmitteln bekannte Anwesenheit von *Oxalsäure*, z. B. bzgl. der Auswertung des Spinates. „B. SCHMIDT-NIELSEN und K. SCHMIDT-NIELSEN[4]) haben durch Verfütterung von Spinat an Ratten schwerste Kalkmangel-

---

[1]) SHERMAN, H. C.: Calcium and Phosphorus in foods and nutrition. New York 1948, S. 49 f. und S. 89 f.

[2]) KRAUT, H. und H. WECKER: Kalkbilanz und Kalkbedarf, Biochem. Z. 315, 337 f., I. Mitteilung (1943).

[3]) Pflügers Arch., 197, 387 (1922).

[4]) Zitiert nach LANG-RANKE, a. a. O., S. 177.

zustände erzeugen können. Sie berechnen, daß eine Aufnahme von 250 g Spinat genügt, um die Tagesmenge Calcium, die ein Erwachsener sich zuführt, unresorbierbar zu machen. 100 g Spinat sind ausreichend, um den Kalk aus 200 g Milch auszufällen. Spinat sollte daher nur dann häufiger verabreicht werden (insbesondere an Kinder), wenn die Nahrung reichliche Kalkmengen enthält. Auch Kakao ist reich an Oxalsäure und verschlechtert mitunter die Ausnutzung der Kalksalze (H. H. MITCHELL und T. S. HAMILTON). Enthält die Nahrung genügend Kalk, so ist die Wirkung der Oxalsäure nur gering."[1]) Und ähnlich argumentiert SHERMAN: „Wie MCCOLLUM so nachhaltig betonte, gibt es zwei Arten Nahrungsmittel, die sowohl an Calcium als auch an Vitamin A reich sind. Das sind die Blattgemüse und die Milch. Heute müssen wir McCollums Behauptung über diese Nahrungsmittel dahingehend einschränken, daß die Blätter nicht die von Gänsefußarten (Chenopodiaceen) sein dürfen, deren Calcium durch die Anwesenheit von Oxalsäure unausnutzbar gemacht wird."

Daß auch durch *Phytin* nachteilige Wirkungen für die Calciumaufnahme im Zusammenhang mit dem Verzehr bestimmter Getreide- und Brotsorten gegeben sind, zeigen R. A. MCCANCE und E. M. WIDDOWSON, die bewiesen haben, „daß Calcium bei Verzehr von Schwarzbrot schlechter ausgenutzt wird als bei Aufnahme von Weißbrot. In den Cerealien liegt ein großer Teil des Calcium als Phytat und daher in einer nur schlecht resorbierbaren Form vor. Die Hauptmenge Phytin findet man in den Kleiebestandteilen. Daher kommt es, daß ein hoher Ausmahlungsgrad des Getreides die Ausnutzung des Calcium herabsetzt. Diese wichtigen Befunde sind von anderen Autoren bestätigt und erweitert worden."[2])

Diese jeweils verschiedenartige Mineralstoffauswirkung bzw. -ausnutzung im Organismus, beispielhaft dargestellt an der Calciumretention, welche zusätzlich für ein und denselben Menschen zu verschiedenen Zeiten je nach seinem Gesundheitszustand bzw. der Zusammensetzung seiner unter diesem Gesichtspunkt besser oder weniger gut ausgewählten Kost hinsichtlich einer Reihe von Nährstoffen gegeben ist,[3]) zeigt einen für die Aufstellung von Ernährungsbilanzen bedeutungsvollen, rechnerisch nicht eindeutig erfaßbaren *Ausnutzungsfaktor* an. Denn wenn eine jeweils unterschiedliche Nahrungszusammensetzung den mineralstoffmäßigen Verwertungsgrad im Körper nachhaltig beeinflußt bzw. verändert, wodurch in den zugrundezulegenden Normenzahlen zwangsläufig starke Schwankungsbreiten auftreten, werden bestimmt festgelegte Richtsätze für den Mineralstoff*bedarf* — wie übrigens auch den Mineralstoff*gehalt* in den Nahrungsmitteln — in ihrer Bedeutung wesentlich eingeschränkt.[4])

Diese Gegebenheiten sind indessen nicht *so* ausschlaggebend, daß nun etwa die Angabe von durchschnittlichen Tagesbedarfssätzen illusorisch wäre. Im Gegenteil liegen auf Grund neuerer Forschungen konkrete, kritisch gesicherte Bedarfszahlenwerte vor, die insbesondere für die beiden wichtigsten Mineralstoffe Calcium und Phosphor sowie das Spurenelement Eisen generell *normative Durchschnittsangaben zulassen*, welche eine

---

[1]) Eine gute Zusammenfassung über hohe bzw. niedrige Ausnutzbarkeit findet sich bei Rose: „Die Ausnutzbarkeit des Calciums in einer Anzahl Nahrungsmitteln ist untersucht worden. Bisher erscheint als sicher, daß das Calcium in Möhren, Mandeln, Grünkohl, Chinakohl, Sellerie, Weißkohl, Kohlrabiblättern, Kohl (collard), Salat, grünen Bohnen, Porree, Blättern von Kohlrüben, Frühgemüse (tender green), Blumenkohl und Spargelkohl gut ausgenutzt wird, während auf das Ca im Spinat, in Rübenblättern und Sauerampfer wahrscheinlich infolge ihres Gehalts an Oxalsäure praktisch genommen nicht gerechnet werden kann." (ROSE's Foundations of Nutrition, New York 1951, S. 167.)

[2]) Nach LANG-RANKE, a. a. O., S. 178.

[3]) In diesem Sinne vgl. auch STEARNS, G.: Human Requirement of Calcium, Phosphorus and Magnesium, Handbook of Nutrition, New York 1951, S. 75: „Aus den vorangehenden Erörterungen (über den Calcium-, Phosphor- und Magnesiumstoffwechsel) wird offenbar, daß die Mindestforderung an jedem dieser weniger löslichen Elemente in hohem Grade von dem Gesundheitszustand der Person, besonders von ihrer Absorptionskraft, abhängt... Es erscheint fast axiomatisch, daß, wenn die Kost in jeder Beziehung angemessen und die Person völlig gesund ist, die Absorptionswirksamkeit maximal ist; wenn die Kost an einem oder mehreren unbedingt notwendigen Bestandteilen mangelhaft ist, ist die Wirksamkeit des Magen-Darmkanals gemindert und ein größerer Prozentsatz dieser Mineralien wird nicht absorbiert."

[4]) Es „ist überhaupt sehr undurchsichtig, wieviel von einer mit der Nahrung aufgenommenen Calciummenge aufgesaugt, also dem Körper zugute gekommen ist." (SCHEUNERT, A.: Die physiologischen Grundlagen der Calciumversorgung, in: Ernährung und Verpflegung, 1, 46, (1949)). — Vgl. in dem gleichen Heft, S. 48, die Arbeit von F. HOLTZ: Kalkmangel in der Nahrung.

bilanzmäßige Auswertung unter ernährungssoziologischem bzw. -physiologischem Blickpunkt in Verbindung mit dem Gesetz der großen Zahlen sehr wohl ermöglichen. Aus Sicherheitsgründen bewegen sich unsere als angemessen erkannten Tagesanforderungen unter der Voraussetzung geeigneter Kostzusammenstellung an der *Obergrenze des gegenwärtig angenommenen Bedarfes.* Eine „vorsichtige", also reichliche Normfestsetzung scheint auch deshalb ratsam zu sein, weil fast durchweg *keine genauen Merkmale für eine ungenügende Mineralstoffversorgung* bekannt sind — es sei denn, daß bei ausgesprochener Mangelzufuhr einigermaßen zuverlässig zu deutende Schäden manifest werden.

Im einzelnen ist unter Berücksichtigung dieser einschränkenden Feststellungen hinsichtlich der normativen Höhe für die drei ausgewählten Mineral- bzw. Spurenstoffe folgendes zu sagen.

β) Calcium

Calcium, das mit dem Phosphor zusammen mengenmäßig „an der ersten bzw. zweiten Stelle unter den Mineralstoffen nach unserer Beurteilung der definitiven chemischen Zusammensetzung unseres Körpers"[1]) steht und eine entscheidende Bedeutung in der „lebenden Substanz" einnimmt, wird zu *reichlich 99% für den Bau des Skelettes* benötigt, während der Rest wichtige Funktionen im Zusammenhang mit den Körperflüssigkeiten (z. B. Blut und Lymphe) hat. Der regelmäßig angenommene Bedarf läßt sich auf dem üblichen Wege der *Bilanzierung nicht zuverlässig ermitteln.* Denn Zugänge zum Skelettspeicher bzw. entsprechende Abgänge von ihm können unter größtenteils noch wenig bekannten Bedingungen keinen zuverlässigen Ausnutzungsfaktor ergeben. Da ferner das mit den Lebensmitteln angebotene *Calcium nur zum Teil* resorbiert wird, schwanken die aufgestellten Bedarfssätze wesentlich.

Lang-Ranke[2]) sprechen unter Bezugnahme auf Mitchell und Curzon, die sämtliche bis 1939 vorliegenden Untersuchungen über die Calciumbilanz des Menschen ausgewertet haben, von einem „mittleren Kalkbedarf, der bei 9,75 mg je kg Körpergewicht gelegen ist. Bei den üblichen Kostformen beträgt der endogene Ca-Verlust im Mittel 3,1 mg, bestimmt durch Verabreichung Ca-freier Diäten. Da zur Erhaltung des Ca-Gleichgewichts 9,75 mg benötigt werden, ist die mittere Ausnutzung des Ca bei rund 30% gelegen." Neben dieser angenommenen 30%igen Calciumausnutzung beziffert Sherman die Retentionsquote gelegentlich nur auf 20%[3]), während er im Zusammenhang mit dem wachsenden Organismus eines Mädchens bei verschieden hohen Tagesgaben (von 0,425 bis 1,794 g) auf eine durchschnittliche tägliche Ausnutzungsquote von über 50% kommt.[4]) Entscheidend ist — unabhängig von dem soeben erwähnten, besonders günstig gelegenen Beispiel bei Sherman mit prozentual etwa gleichbleibender Resorption bei verschieden hohen Tagessätzen — auf Grund vieler Versuche z. B. an Kindern der Nachweis, „daß, je mehr Ca angeboten, desto mehr Ca auch retiniert wird. Wenn beispielsweise Kinder 0,8 g Ca/Tag erhielten, so betrug die Retention 17%, bei Gaben von 1,68 g/Tag 40%".[5])

---

[1]) Sherman, a. a. O., S. 3.

[2]) A. a. O., S. 181.

[3]) „Wenn in aufeinanderfolgenden Jahren die Tagesaufnahme 1 g und die Retention ungefähr 200 mg beträgt..." (a. a. O.. S. 107).

[4]) A. a. O., S. 31.

[5]) Macy, I. G., Vols. I, II Springfield, III Chas. C. Thomas. (Zitiert nach Holtz, F.: Kalkmangel in der Nahrung. „Ernährung und Verpflegung", 1, 48 (1949)).

Schließlich haben hinsichtlich der benötigten Tageskalkmenge KRAUT-WECKER in den zugezogenen zwei Arbeiten[1]), in denen sie wiederholt die „große Breite der Anpassungsmöglichkeit" unseres Körpers an die Höhe der Kalkzufuhr erwiesen, etwa 0,3—0,4 g als *untere Grenze* ermittelt. Erst darüber hinaus ist der menschliche Organismus weitgehend in der Lage, sich dem jeweiligen Angebot an Ca in der Nahrung anzupassen. Bei einer Menge von 0,5 g täglicher Calciumaufnahme war trotz des sehr unterschiedlichen Reagierens der Versuchspersonen in den meisten Fällen eine *ausgeglichene Bilanz* gegeben.[2])

Nicht zuletzt in Anbetracht dieser stark divergierenden persönlichen Reaktionsfähigkeiten liegen die heute wissenschaftlich-kritisch erhärteten *Bedarfssätze wesentlich höher.*[3]) Als Ergebnis seiner langjährigen Studien zieht SHERMAN in seinem neuesten Werke (1948) in einem einzigen Satze folgende Konsequenz:[4]) *„1 g Nahrungscalcium ist wünschenswert als Tagesversorgung für jeden Menschen, wobei wahrscheinlich etwas mehr im Alter von 10—20 Jahren" anzusetzen ist.*[5])

Diese Menge wird im wissenschaftlichen Schrifttum immer einheitlicher entsprechenden Berechnungen als *angemessene Norm* zugrundegelegt. Während die bereits erwähnten Bedarfssätze von 9,75 mg je kg Körpergewicht (nach MITCHELL und CURZON) auf der Basis eines 70 kg schweren Erwachsenen nur 682,5 mg ergäben,[6]) wiesen — unter Einkalkulierung einer notwendigen Sicherheitsspanne auf Grund der angedeuteten einschränkenden Gesichtspunkte — die „Empfohlenen Kostsätze" des „National Research

---

[1]) KRAUT-WECKER: A. a. O., Biochem. Z. 315, 323 (1943) und 318, 495 (1948), II. Mitteilung.

[2]) Freilich führt „Bilanzgleichheit", worauf SCHEUNERT nachdrücklich hinweist, „nun beim Calcium nicht zum Ziele. Ein erheblicher Teil des im Stoffwechsel nicht mehr benötigten Calciums verläßt nämlich den Körper in Form von Calciumphosphat durch die Dickdarmschleimhaut, vermehrt also den Ca-Gehalt des Stuhles und wird bei der üblichen Bilanzrechnung als gar nicht vom Körper ausgenutzt in Rechnung gesetzt, obwohl dieser von der Dickdarmschleimhaut ausgeschiedene Teil tatsächlich aus dem Blute stammt, also am Stoffwechsel teilgenommen hat. Man kann also auf dem üblichen methodischen Wege die Ausnutzung des Calciums nicht feststellen." (A. a. O., S. 46.) Auch KRAUT-WECKER, die ihren Argumentationen spezifizierte Kalk- und Phosphorbilanzen zugrundelegen, sind der gleichen Meinung, wenn sie zu Ende ihrer ersten Mitteilung erklären: „Für die Beurteilung des Kalkbedarfs fehlt es aber noch vollständig an zuverlässigen Unterlagen." (A. a. O., S. 343.)

[3]) Auch SCHEUNERT hebt die nachhaltige persönliche Schwankungsbreite im Zusammenhang mit der Tagesbedarfsfestsetzung hervor, wenn er schreibt: „Bei den großen individuellen Schwankungen, wie sie sich schon aus den Versuchen von SHERMAN ergaben, ist aber mit einer Zufuhr von 0,75 g noch nicht bei allen Menschen der Bedarf gedeckt. Dazu kommt, daß ein gerade bestehender Gleichgewichtszustand keineswegs der erwünschte optimale Versorgungszustand zu sein braucht." (A. a. O., S. 47.)

[4]) Schon vor Jahrzehnten „schätzte" er infolge Fehlens zuverlässiger Unterlagen den Kalkbedarf in der gleichen Höhe, was KRAUT-WECKER (a. a. O., S. 343) kurz wie folgt umschreiben und zugleich zutreffend beurteilen: „H. C. SHERMAN versucht auf folgendem Wege zu einer Schätzung des Bedarfs zu kommen. Ebenso wie beim Calcium bestimmt er aus der Summe der Ausscheidungen bei vorwiegend negativer Bilanz in 109 Eiweißbilanzversuchen das Eiweißminimum zu 44,4 g. Er nimmt nun an, daß in der vollwertigen Nahrung das Verhältnis des Calciums zu Eiweiß dasselbe sein soll, wie das Verhältnis des Ca-Minimums zum Eiweißminimum, nämlich = 1 : 100. Als Tagesbedarf setzt er rund 100 g Eiweiß an und gelangt so zu seiner Forderung von 1 g Ca oder 1,4 g CaO in der täglichen Nahrung. Dieser Analogieschluß liefert natürlich nur eine Vorstellung von der Größenordnung des Kalkbedarfs, und es wäre sicherlich falsch, aus der Eiweißzufuhr unserer Versuchspersonen von rund 52 g den Schluß zu ziehen, daß für sie eine Zufuhr von 0,5 g Ca genügend sei."

[5]) Die demgegenüber erhöhten Sätze für Schwangere und Stillende bleiben, wie schon erwähnt, in unserer Untersuchung außer Betracht.

[6]) Praktisch die gleiche Menge je kg Körpergewicht wird von STEARNS (a. a. O., S. 84) gefordert: „Nach der vollkommenen Mineralisierung des Skeletts brauchen der erwachsene Mann und die (nicht schwangere) Frau nur genügend Mineralien zur Erhaltung des Körperzustandes. Untersuchungen an Erwachsenen zeigen, daß gesunde Männer und Frauen bei angemessener, alle wesentlichen Nährstoffe enthaltender Kost im Calciumgleichgewicht sind, wenn die Calciumzufuhr 10 mg je Kilogramm Körpergewicht beträgt." (Das würde für Männer mit 70 kg Durchschnittsgewicht 700 mg und für Frauen mit 56 kg Durchschnittsgewicht 560 mg normative Calciumaufnahme bedeuten.)

Council" 1945 noch *0,8 g Calcium für Erwachsene, 1 g für Kinder unter 10 Jahren und 1,2 g für Jugendliche* aus. Auf fast der gleichen Ebene bewegen sich die *„physiologischen Ernährungsnormen" der UdSSR*; sie sehen „für Erwachsene eine tägliche Menge von 800 mg und für Kinder und Jugendliche von 1000 mg Calcium vor".[1]) Die *1948 revidierte Ausgabe* der normativen Richtmaße für die Vereinigten Staaten sieht demgegenüber — offenbar unter Berücksichtigung der Argumentation SHERMANS — grundsätzlich für *alle* Erwachsenengruppen 1 g vor, während bei den Kindersätzen für Mädchen von 13—15 Jahren 1,3 g und für Jungen von 13—20 Jahren 1,4 g gefordert werden.

Diese verschiedenen zuletzt diskutierten Bedarfssätze sind — trotz gewisser Unterschiede — im allgemeinen so reichlich und übersteigen das Calciumminimum, in dessen Nähe zu leben aus schon mehrfach erwähnten naturwissenschaftlichen Erwägungen unzweckmäßig ist,[2]) so erheblich, daß sie heute — von Ausnahmen abgesehen — allgemein als wünschenswert anerkannt werden. Lediglich F. HOLTZ,[3]) der in anderem Zusammenhang die Zufuhr auf 0,42 g Ca/Tag errechnet hatte, stellt abschließend folgendes fest: „Ich glaube, daß diese Menge (1 g) noch nicht dem optimalen Bedarf des Menschen entspricht, wenn ich die Ergebnisse der Tierversuche auf den Menschen übertrage. Völkerschaften, die naturgemäßer leben (z. B. die Finnen mit einer laktovegetabilen Kost), nehmen täglich bis zu 6 g Ca auf!" Damit stimmt gut folgende Feststellung von PEWSNER-UdSSR überein, der gelegentlich erklärt, „daß ein Mensch von 70 kg Körpergewicht bei mittlerer Arbeit und für ihn gewöhnlichen Lebensverhältnissen etwa ... 2 g Calcium täglich bedarf" und fährt fort: „Nach anderen Untersuchungen ist der Bedarf eines gesunden Organismus an Mineralsalzen folgender: ... Calcium 0,5 bis 7 g...", wobei wir freilich mit derartig starken Schwankungsbreiten von 0,5—7 g (also 1 : 14) bilanzmäßig nicht arbeiten können.

Nach vorsichtiger Erwägung können also — zumindest für die Verhältnisse im mitteleuropäischen Raum — die Werte von 1 g für Erwachsene wie Kinder bis zu 10 Jahren und 1,2 g für Jugendliche bei guter gemischter Kost cum grano salis als *optimale Zufuhr* angesehen werden. Diese Normsätze liegen demzufolge durchgehend unseren Bilanzen als Ernährungs-Soll-Werte zugrunde.

γ) *Phosphor*

Ähnliche, gegenüber dem Calcium leicht erhöhte Normenwerte finden sich im internationalen Schrifttum für Phosphor. Diesem Element kommen in erster Linie beim *Aufbau von Knochen und Zähnen* sowie im *intermediären Stoffwechsel* entscheidende

[1]) REISSLER, A. W.: „Hygiene der Ernährung" (Staatl. Verlag für medizinische Literatur, Medgis, Moskau, 1952) (russ.); ebenso in der vom Ministerium der Nahrungsmittelindustrie der UdSSR herausgegebenen Schrift: „Das Buch der schmackhaften und gesunden Nahrung", Moskau 1952 (russ.).

[2]) Siehe LANG-RANKE (a. a. O., S. 182): „Steigerung der Kalkzufuhr über das Minimum hinaus wirkt sich in erhöhtem Kalkbestand des Organismus (C. S. LANDORD und H. C. SHERMAN), beschleunigtem Wachstum, verbesserter Entwicklung (E. W. TOEPFER und H. C. SHERMAN) und hinausgeschobenem Greisenalter aus. Die biologisch wichtige Lebensspanne wird verlängert."

KRAUT-WECKER (a. a. O., S. 343): „Die Kalkaufnahme mit der Nahrung soll ja nicht nur den Bestand des Körpers erhalten, sondern soviel zur Verfügung stellen, daß die Funktionen des Calciums im intermediären Stoffwechsel voll erfüllt werden können. Ebensowenig wie man eine Eiweißernährung, die nur das N-Minimum bietet, für zweckmäßig und ausreichend ansieht, ist es auch beim Kalk erlaubt, die Anpassungsmöglichkeiten des Körpers aufs äußerste und für längere Zeit anzuspannen... Wenn man überhaupt aus den Stoffwechselbilanzen eine Vorstellung über die Bedarfsdeckung eines Nährstoffes gewinnen will, so darf man unter keinen Umständen den Bilanzausgleich als genügend ansehen. Zur wirklichen Deckung des Bedarfs an einem Nährstoff ist im allgemeinen nicht nur die Erhaltung des Bestandes, sondern mindestens ein geringer Ansatz erforderlich."

[3]) A. a. O., S. 49.

Funktionen zu.[1]) Die Auswertungsmöglichkeit des Phosphors ist, ähnlich wie beim Calcium, nachhaltig von der Art der Nahrung abhängig; *voluminöse Lebensmittel* z. B. bedingen durch verstärkte Phosphorausscheidung erhöhten Bedarf. Ferner bewirkt auch hier die *Zusammensetzung der Kost* unter dem Gesichtspunkt ihrer Vollwertigkeit eine verschieden hoch liegende Tagesbedarfsnorm. Schließlich spielt die Relation Ca : P für die Phosphorretention eine entscheidende Rolle, wie dies schon beim Calcium festgestellt wurde. Nach McCollum, Sherman und anderen kann nämlich mit calciumreicher, indessen phosphorarmer Kost „bei Ratten eine experimentelle Rachitis" erzeugt werden. „Mit Kostsätzen, in denen die Relation Ca : P = 1 : 1 bis 1 : 3 ist, gelingt dies nicht, die Knochen bleiben normal (L. K. Campbell)."[2])

Bereits vor reichlich 30 Jahren (1920) wurde von Sherman für den durchschnittlichen Erwachsenen die *Anforderung an Phosphor* mit *0,88 g je Tag* angegeben, wobei aus seinen Versuchen für Männer und Frauen je kg Körpergewicht die gleichen Ergebnisse resultierten. Daraus schließt Sherman in seiner neuesten Schrift[3]) *unter Einrechnung eines 50%igen Sicherheitsfaktors auf einen optimalen Richtsatz von 1,32 g* (unter Zugrundelegung von 70 kg Körpergewicht) und wurde nachträglich in seiner Annahme von H. H. Mitchell (1945) durch dessen folgende Stellungnahme gestützt: „Meine Analysen der Angaben führen mich bei einer von der Ihren verschiedenen Methode auf Durchschnittsanforderungen für Calcium und Phosphor beim Erwachsenen von 9,75 bzw. 16,66 mg je kg Körpergewicht und Tag."[3]) Eine solche Phosphornorm würde für einen 70 kg wiegenden Erwachsenen 1,166 g je Tag ergeben und sich so mit der „wünschenswerten Zufuhr für gesunde Erwachsene" von 1,32 g nach Sherman in guter Übereinstimmung befinden.

Dieser Richtsatz wird schließlich in eingehenden, sich über Monate erstreckenden Untersuchungen von Kraut-Wecker vollkommen bestätigt. Denn von ihnen sind im Max-Planck-Institut Dortmund bei verschiedenen Versuchspersonen 1,20 g, 1,18 g und 1,38 g[4]) Phosphor — bei durchgehend positiven Bilanzen — als Aufnahme angegeben worden, was als weitere, sehr wesentliche Stütze für die Festlegung der Normen in etwa dieser Höhe anzusehen ist. Demgegenüber erscheint der Ernährungs-Soll-Wert des National Research Council mit 0,9 g je Tag für Erwachsene als Gesamtdurchschnitt weniger überzeugend zu sein.

Die entsprechenden Tagesbedarfssätze für Kinder unter der Voraussetzung guter Retention sollten nach Sherman nicht weniger als ungefähr 1 g Phosphor betragen, während die Angaben nach dem National Research Council für diese Gruppe 1,3 g vorsehen.

Nach vorsichtig-kritischem Abwägen des gegenwärtigen Standes der Phosphorbedarfsforschung und dem Wunsche einer möglichst ausnahmslos optimalen Phosphorversorgung liegen unseren *sämtlichen Erwachsenenbilanzen als Norm 1,2 g* zugrunde. Für die beiden Kindersparten von 0—5 und 5—9 Jahren konnte aus den gleichen Erwägungen ein Phosphordurchschnittsbedarf von 1 g, für die Kindersparte von 9 bis

---

[1]) Lang-Ranke (a. a. O., S. 184): „Man schätzt, daß etwa 70—80% des Gesamtbestandes an Phosphorsäure im Skelett, 10% in der Muskulatur und etwa 1% im Nervensystem enthalten sind."

[2]) Ebenda, S. 186.

[3]) Sherman, H. C.: Calcium and Phosphorus in foods and nutrition, S. 86.

[4]) Nur in einem Falle beträgt nach Kraut-Wecker bei schwach negativer Bilanz die Aufnahme 0,88 g, was indessen bei der weiblichen Versuchsperson von 56 kg Gewicht ebenfalls in engster Übereinstimmung mit der Angabe Mitchells (16,66 mg je kg Körpergewicht) steht. (A. a. O., I. Mitteilung, S. 335, 339, 341 und 342.)

15 Jahren ein solcher von 1,5 g je Tag als einigermaßen zutreffend angenommen werden. Damit bewegt sich — mit Ausnahme zweier Kindersparten — der von uns angesetzte Phosphor-Sollwert um 20—25% über der gewählten Calciumnorm.

δ) Eisen

Den dritten in unseren Ernährungsbilanzen erfaßten Mineralstoff, der neben anderen bedeutungsvollen Funktionen für den *Aufbau des roten Blutfarbstoffs* nicht entbehrt werden kann, stellt das Eisen dar.[1]) Hinsichtlich der benötigten Tagesmenge liegen bei diesem Spurenelement insofern besondere Verhältnisse vor, als die Anforderung des Organismus das zu resorbierende Quantum bestimmt, was LANG-RANKE zu folgender prägnanten Formulierung veranlaßt:[2]) „Benötigt der Organismus viel Eisen, so wird auch viel Eisen resorbiert, so z. B. bei Eisenmangelanämien. Ist dagegen der Eisenbedarf gering, so ist das Ausmaß der Resorption aus der Nahrung nur klein. Die Höhe des Eisenumsatzes richtet sich also nicht nach dem Angebot, falls die Nahrung überhaupt genügend Eisen enthält. Somit unterscheidet sich der Eisenstoffwechsel grundsätzlich von dem Stoffwechsel der anderen Mineralstoffe, dessen Umfang die Darmschleimhaut durch Variation der Ausscheidung steuert."

Bekannt ist, daß die dem Körper angebotenen Nahrungseisenmengen unter normalen Ernährungs- und Gesundheitsverhältnissen absolut zwar sehr gering, aber gewöhnlich ausreichend sind und Ascorbinsäure den Eisenstoffwechsel begünstigt. Auch die Anwesenheit von reichlich Vitamin D wirkt unter der Voraussetzung angemessener Anteile Nahrungscalciums und -phosphates positiv auf die Speicherung von Eisen sowie Bildung von Hämoglobin.[3]) Nach Versuchen von F. A. JOHNSTON, B. FRENCHMAN und E. D. BOROUGHS wurden von 7 mg Eisenaufnahme im Durchschnitt nur etwa 11% resorbiert, während Untersuchungen mit radioaktivem Eisen sogar vermuten lassen, „daß im allgemeinen nur 1—10% des Nahrungseisens resorbiert werden."[4])

Beim gegenwärtigen wissenschaftlichen Erkenntnisstand darf für optimale Kostsätze von Erwachsenen — mit Ausnahme von Schwangeren und Stillenden — eine Tagesverbrauchsnorm an dem Spurenelement Eisen von etwa 10—12 mg angenommen werden.[5]) Denn alle bisherigen Untersuchungsbefunde haben im Mittel Bedarfssätze von etwa 3—15 mg je Kopf/Tag ergeben, was einem Durchschnittsverbrauchswert von ungefähr 8 mg entsprechen würde. Rechnet man zu diesem Mittelsatz — in Anlehnung an das übliche Verfahren SHERMANS — einen Sicherheitsfaktor von 50% hinzu, so ergäbe dies eine *optimale Tageszufuhr von 12 mg.*

Ganz die gleiche Norm findet sich für *alle* Erwachsenengruppen sowohl im „Voeding" wie in den Recommended Dietary Allowances, die nach LANG-RANKE ausdrücklich

---

[1]) „Eisen kommt in relativ großen Mengen im Organismus vor, so daß es viele Autoren gar nicht unter die Spurenelemente einreihen. Ein erwachsener Mensch hat einen Eisenbestand von etwa 4—6 g, wovon im Mittel 57% in Form von Hämoglobin, 7% in Form von Myoglobin und 16% in Form von Fermenteisen (Cytochrome, Cytochromoxydase, Katalase, Peroxydase) vorliegen. Der Rest ist gespeichertes Eisen (Ferritin, Hämosiderin, anorganisches Eisen). Die Symptome des Eisenmangels lassen sich zwanglos aus den physiologischen Funktionen des Elements ableiten. Eine ungenügende Zufuhr von Eisen bedingt eine hypochrome, mit Verminderung des Erythrocytenvolumens einhergehende Anämie. Bei schweren Eisenmangelzuständen beobachtet man darüber hinaus eine hochgradige Adynamie sowie Veränderungen an Haut, Haaren und Nägeln." (LANG, K., a. a. O., S. 114.)

[2]) A. a. O., S. 190 f.

[3]) Näheres siehe LANG-RANKE, a. a. O., S. 190.

[4]) Nach LANG-RANKE, a. a. O., S. 191.

[5]) Das „Rote Kreuz" legte seinen früheren Berechnungen (1944) 10—20 mg zugrunde, was indessen als reichlicher „Durchschnittssatz" anzusehen ist.

als hoch gegriffen anzusehen sind und eine wesentliche Sicherheitsspanne einschließen. Eine Kleinigkeit mehr, nämlich 15,3 mg, gibt PEWSNER-UdSSR im gegebenen Zusammenhang als tägliche Eisenbedarfsnorm an.

Dem bisher angewandten Prinzip folgend weisen unsere Ernährungsbilanznormen auch für den Nährstoff Eisen mit 12 mg Tagesversorgung durchschnittlich je Erwachsenen einen *optimalen Richtsatz* aus. Lediglich in den beiden ersten Kindersparten scheinen nach verschiedenen Quellen folgende *niedrigeren Werte für kleinere Kinder* angemessen zu sein: 7 mg in der Altersstufe von 0—5 und 10 mg in der Altersstufe von 5—9 Jahren.

b) Istsätze

α) *Vorbemerkung*

Bei dem ersten Blick auf sämtliche vorgelegten Mineralstoffbilanzen fällt auf, daß die gefundenen Ernährungs-Ist-Werte das geforderte Soll für *Calcium fast nie ganz erreichen*, wohingegen bei *Phosphor und Eisen* eine den Bedarf *weit übersteigende Versorgung* vorliegt. Hinsichtlich des Calciums bestätigen damit unsere Ernährungs-Bilanzen die in Fachkreisen schon länger gehegte Vermutung bzw. sichere Annahme, daß der in den üblicherweise mengen- und qualitätsmäßig verzehrten Lebensmitteln enthaltene Anteil im allgemeinen etwas knapp ist, um Gesundheit, Widerstandskraft und nicht zuletzt Arbeitsfähigkeit auf die Dauer vollständig zu gewährleisten.

Das Gegenteil trifft für Phosphor und Eisen zu. Hier ist in praktisch jedem Falle — abgesehen von einer einzigen Kinderabteilung — eine so reichliche Deckung gegeben, daß sie bereits bei einer Bilanzbasis von 3000 kcal. Tagesbedarf gegenüber den reichlich angesetzten Normen mit rund 160% gedeckt wird. Der Überschuß steigt bei höheren Kalorientagesbedarfssätzen auf Grund reichlicherer Nahrungsaufnahme stetig an, so daß die effektive Versorgung etwa eines Schwerstarbeiters auf der Tagesbedarfsbasis von 4500 kcal. gegenüber der festgelegten Norm bei einem Prozentsatz von 240 liegt!

Des weiteren ist die Tatsache recht interessant, daß sich Phosphor und Eisen hinsichtlich der tatsächlichen Versorgungshöhe in allen Erwachsenen-Bilanzen fast ganz gleichmäßig verhalten. Das könnte bei der Durchführung zukünftiger Berechnungen den Schluß zulassen, Eisen zu eliminieren und dafür vielleicht einen anderen Spurenstoff in unsere Bilanznormen aufzunehmen.

β) *Calcium*

Bei der *ersten Gruppe (Arbeiter, Mittelschwer- und Schwerarbeiter)* verhält sich die effektive Versorgung mit Calcium gegenüber den (in Klammern angegebenen) Soll-Werten folgendermaßen:

bei einem Tageskalorienbedarf von 3000 = 920 mg (1000 mg),
bei einem Tageskalorienbedarf von 3400 = 847 mg (1000 mg),
bei einem Tageskalorienbedarf von 3900 = 902 mg (1000 mg).

Dazu ist zweierlei zu sagen:

Erstens braucht diese zwischen 8 und knapp 16% liegende Minderversorgung gegenüber dem Ernährungs-Soll-Satz *grundsätzlich* als nicht bedenklich angesehen zu werden. Denn aus den unter a) angegebenen Erläuterungen geht hervor, daß die *Norm mit 1000 mg*

Calciumtagesbedarf reichlich bemessen wurde. Ein Soll-Wert von 800 mg hätte bereits als ausreichend — wenn auch nicht optimal — unseren Berechnungen zugrundegelegt werden können. Das ändert indessen nicht die schon getroffene Feststellung, daß die *Calciumversorgung* — hier für diese erste Arbeitergruppe — *generell als knapp* anzusehen ist. Eine gewisse Aufbesserung wäre deshalb aus ernährungsphysiologischen Erwägungen wünschenswert.

Zweitens fällt auf, daß die Calciumversorgung bei einem Tageskalorienbedarf von 3000 mit 920 mg wesentlich höher liegt als diejenige bei einem Tageskalorienbedarf von 3400 mit 847 mg. Während sich allgemein bei reichlicherem Nahrungsverzehr der Mineralstoffanteil erhöht und damit auch die Calciumversorgung günstiger werden müßte, findet hier ein Absinken statt. Diese auf den ersten Blick unglaubwürdig erscheinende Tatsache ist leicht zu erklären: Die in unseren *Mittagessen* (Werkessen) zugrundegelegten Kalorien- und Nährstoffwerte knüpfen an verschiedene Werkessenstufen an. Während das reichlichere Werkessen hinsichtlich seiner *durchschnittlichen Zusammensetzung* auf einer *Kalorienbasis von etwa 1000* (Rohwert der Lebensmittel) *bzw. 920* (Kochwert der gleichen Lebensmittel) aufbaut, betragen bei dem zweiten, einfacheren Werkessen die Kaloriennormen nur reichlich 800 (Rohwert der Lebensmittel) bzw. 750 (Kochwert der gleichen Lebensmittel).

Nun weisen unsere *Übersichten für je 15 typische Mahlzeiten*[1]) auf der Kochwertbasis von 920 kcal. bzw. 750 kcal. exakt aus, daß infolge fett- und fleischreicherer Zusammensetzung der Mittagsmahlzeit im reichlicheren Werkessen (920 Kochwertkalorien) nur 163 mg Calcium enthalten sind, wohingegen bei den gemüsereicheren und gelegentlich auch Magermilch aufweisenden Mahlzeiten des einfacheren Werkessens der *Calciumdurchschnittsanfall je Mahlzeit mit 270 mg täglich um über 100 mg höher liegt.*[2]) Da aber unserer Ernährungsbilanz auf der Basis von 3000 kcal. das einfachere Werkessen zugrundeliegt, wohingegen für die Bilanzen mit einem Tageskalorienbedarf von 3400 kcal. an aufwärts durchgehend das reichlichere Werkessen angenommen wurde, ist dieses zunächst so überraschend erscheinende Absinken der Calciumversorgung bei einer kalorienmäßig höheren Bedarfsdeckung geklärt.

Bei der *zweiten Gruppe (Schwerstarbeiter)* ergibt sich infolge der noch reichlicheren Versorgung in den drei entsprechenden Bilanzen ein Anwachsen der Calciumversorgung von etwa 92% (4200 kcal.) über 95% (4500 kcal.) auf 103% (5000 kcal.). Die zuletzt

[1]) Näheres vgl. bei Gräfe, H. K.: Vollwertige Gemeinschaftsverpflegung nach den drei Werkessenstufen I, II und III. Berlin 1957.

[2]) Aus dieser Tatsache ergibt sich die Notwendigkeit, durch eine Veränderung in der Zusammensetzung das reichlichere Werkessen hinsichtlich seines Calciumgehaltes aufzubessern. Da indessen die (höheren) Fleisch- und Fettsätze festliegen und infolge des schon kalorienreichen Essens nun nicht einfach etwa erhöhte Gemüsebeilagen vorgesehen werden können, handelt es sich hierbei um eine schwierige Aufgabe, die nur von berufenen Spezialkräften vorsichtig abwägend zu meistern ist.

Vgl. als Bestätigung für die Schwierigkeit, ausreichende Calciummengen bei der Massenverpflegung zu gewährleisten, die polnische Arbeit von Al. Szczygiel, L. Wojna und Tarnowska: Entwurf von Normen für Verpflegungs-Tagesrationen, in „Massenverpflegung — Über die Aufgaben der Ernährung", worin es nach Übersetzung ins Deutsche wörtlich heißt: „Was die Mineralstoffe anbetrifft, so hat man bei der Zusammenstellung der Speisezettel die größten Schwierigkeiten bei der Aufstellung der Kalknormen. In Gruppe a) (schlechte Ernährungsstufe; d. Verf.) wird der Bedarf daran nicht ganz gedeckt, hauptsächlich deshalb, weil die Milchnorm zu klein ist. Um den Bedarf an Kalk zu decken, wenigstens solange, bis der Bedarf an Milch gedeckt wird, müßte man dem Mehl Calciumcarbonat oder Calciumphosphat zusetzen. Andernfalls muß man mit einem Mangel dieses Nährstoffs in der Ernährung der Massen rechnen. In vielen Ländern ist man schon dazu übergegangen, dem Brot größere Mengen Kalk beizumengen. Dies hat sich für die Gesunderhaltung als günstig erwiesen. Technische Schwierigkeiten entstanden bei der Zubereitung des Gebäcks nicht." (Originaltitel: Prof. Dr. Al. Szczygiel, Asyst. Tech. L. Wojna, Asyst. SGGW. Tarnowska: Projekt norm całodziennych racji żywnościowych, „Żywienie Zbiorowe — Z Zagadnień Żywienia", 5, 6 (1950) (polnisch)).

erwähnte Bilanz mit den höchsten Verzehrsätzen ist die einzige, bei der die **normative** Ist-Versorgung den optimalen Soll-Bedarf von 1000 mg um 3% übersteigt.

Bei der *dritten Gruppe (weibl. Bürokräfte, weibl. Bürokräfte mit zusätzlich zweistündiger Hausarbeit, Hausfrauen, qualifizierte Facharbeiter)* wird der Mangel in der Calciumversorgung gegenüber der gewählten Norm sehr deutlich; die Deckung beträgt nämlich jeweils nur

bei einem Tageskalorienbedarf von 2200 (weibl. Bürokraft) 60%,
bei einem Tageskalorienbedarf von 2400 (weibl. Bürokraft mit zusätzlich zweistündiger Hausarbeit) 67%,
bei einem Tageskalorienbedarf von 2800 (Hausfrau) 66%,
bei einem Tageskalorienbedarf von 2800 (qualifizierter Facharbeiter) . . . . 74%.

Diese Minderversorgung mit ihren verschiedenen Gefährdungsmöglichkeiten ist so erheblich, daß es an der Zeit zu sein scheint, auf den schon mehrfach angedeuteten Wegen[1]) eine Aufbesserung verschiedener Lebensmittel hinsichtlich ihres Calciumgehaltes (zum Beispiel Anreicherung des Brotes usw.) ernsthaft zu erwägen. Wenn auch eine durchweg bestehende gesundheitliche Gefahr nicht angenommen zu werden braucht, da nämlich der effektive Bedarf, wie wir sahen, in weiten Grenzen schwankt, muß doch grundsätzlich eine *reichliche Ca-Versorgung gefordert werden* — nicht zuletzt im Hinblick auf ältere Personen, die nicht mehr oder nur noch im Haushalt tätig sind und durchweg geringe Nahrungsmengen verzehren, weshalb sie schon dadurch leicht ins Defizit geraten.

Bei der *vierten Gruppe (Kinder)*, wo zwar in allen drei Altersstufen kartenmäßig Milch zur Verfügung steht, ist dessen ungeachtet noch ein gewisser Calcium-Mangel vorhanden, wie die folgenden Ist- und Soll-Werte ausweisen:

Kinder von 0— 5 Jahren = 747 mg (1000 mg),
Kinder von 5— 9 Jahren = 712 mg (1000 mg),
Kinder von 9—15 Jahren = 924 mg (1200 mg).

Das Absinken des Ist-Verzehr-Wertes von der *ersten Kinderabteilung* mit 747 mg (75% des Soll-Bedarfes) auf 712 mg (71% des Soll-Bedarfes) bei der *zweiten Kindersparte* kann im wesentlichen darauf zurückgeführt werden, daß die Kinder von 0—5 Jahren ½ Liter Vollmilch, dagegen die Kinder von 5—9 Jahren nur noch ¼ Liter Vollmilch erhalten. Eine ähnliche Lücke liegt bei der dritten Kinderabteilung (9—15 Jahre) vor, wo der Calcium-Ist-Wert gegenüber dem Soll-Wert 77% beträgt. Hierbei handelt es sich um Feststellungen, die im Interesse des Wachstums junger Menschen (Knochenbau!) recht ernst genommen werden sollten.[2])

γ) *Phosphor und Eisen.*

Das Ernährungs-Ist für Phosphor und Eisen verläuft, wie schon erwähnt, in *allen* Erwachsenen-Bilanzen fast ganz gleichartig; deshalb sollen diese beider Mineralstoffe gemeinsam diskutiert werden.

Die Bedarfsdeckung für beide Nährstoffe beträgt bereits in der ersten Ernährungsbilanz auf der Basis von 3000 kcal. Tagesbedarf gegenüber der Norm etwa 160%, steigt bei dem Mittelschwerarbeitenden mit 3400 kcal. Tagesbedarf auf etwa 181% an

[1]) Siehe z. B. S. 34 und S. 40/41.
[2]) Vgl. S. 46.

und bewegt sich bei dem Schwerarbeiter mit 3900 kcal. Tagesbedarf um etwa 210%. Unter sonst zufriedenstellenden Voraussetzungen ist damit in dieser ersten Gruppe eine *reichliche Versorgung sichergestellt.*

Noch höhere Ist-Werte für Phosphor und Eisen ergeben sich in den drei *Schwerstarbeiterbilanzen* (zweite Gruppe); sie liegen bei etwa 220% (4200 kcal. Tagesbedarf), 240% (4500 kcal. Tagesbedarf) und 260% (5000 kcal. Tagesbedarf).

Auch bei der *dritten Gruppe*, also den weiblichen Bürokräften, der Hausfrau sowie dem qualifizierten Facharbeiter ist ceteris paribus eine *ausreichende Phosphor- und Eisenversorgung* gesichert, wenngleich die wesentlich niedrigeren Kostsätze nur ein relativ geringes Überschreiten der Normen zulassen. Bei den weiblichen Bürokräften mit 2200 kcal. Tagesbedarf beträgt die effektive Versorgung reichlich 120%, bei den weiblichen Bürokräften mit 2400 kcal. Tagesbedarf rund 130%, bei den Hausfrauen mit 2800 kcal. Tagesbedarf 142% und bei den vorwiegend geistig-psychisch tätigen Facharbeitern allerdings schon wieder etwa 150%!

Lediglich in der ersten Abteilung der *Kindergruppe* (0—5 Jahre) wird hinsichtlich des Phosphor- und Eisenbedarfs, der hier interessanterweise erstmals *verschiedenartig* verläuft, das Ernährungs-Soll durch die Ist-Berechnung *nicht erreicht.* Während die Phosphornorm für Kinder zwischen 0 und 5 Jahren 1000 mg beträgt, weist unsere Ist-Berechnung nur 864 mg (= 86%) aus. Noch stärker ist das Eisendefizit; einem Ernährungs-Soll von 7 mg steht nur ein Ernährungs-Ist von 5 mg gegenüber, was einer *Minderzufuhr von fast 30% entspricht.*

Die Ernährungsbilanz für Kinder zwischen 5 und 9 Jahren läßt erkennen, daß die Phosphorversorgung mit etwa 118% als genügend und die Eisenbereitstellung mit genau 100% als gerade ausreichend anzusehen sind.

Als erfreulich können demgegenüber die Phosphor- und Eisen-Ist-Werte in der Ernährungsbilanz für die Kinder zwischen 9 und 15 Jahren bezeichnet werden. Denn die Bedarfsnorm bei Phosphor wird mit 116% und jene bei Eisen mit 125% wesentlich überschritten; dieser Versorgungsgrad läßt damit *keinen Mangel* wahrscheinlich erscheinen.

C. *Hinsichtlich der erfaßten Vitamine*

a) Sollsätze

α) Vorbemerkung

Der Bedarf an Vitaminen, also ebenfalls *essentiellen und lebenswichtigen Nahrungsbestandteilen,* welche als *Wirkstoffe* die in den Zellen des Organismus stattfindenden Lebensvorgänge nachhaltig beeinflussen,[1]) wird in unseren Bilanzen nach ausführlicher Diskussion der international nicht einheitlichen Sollsätze im Anschluß an die von A. SCHEUNERT für unsere Ernährungsverhältnisse als zweckmäßig vorgeschlagenen Werte festgesetzt.

β) Vitamin A (Axerophthol)

Der Vitamin-A-Bedarf wird in Internationalen Einheiten (I. E.) ausgedrückt, wobei man die Wirkung von 1 I. E. gleich der von 0,0003 mg Vitamin-A-Alkohol setzt. Der Bedarf eines Erwachsenen wird nach den Ergebnissen von K.-H. WAGNER aus dem

[1]) Näheres siehe z. B. in „ROSE's Foundations of Nutrition", a. a. O., S. 189f., sowie C. A. ELVEHJEM: The Vitamin B Complex (Handbook of Nutrition, S. 162 ff.).

SCHEUNERTschen Institut mit 2500 I. E. je Tag angenommen. Dies stimmt mit den Annahmen anderer Forscher überein und entspricht vor allem den auf sehr umfangreichen Untersuchungen beruhenden Ergebnissen des englischen Forscherkreises des „Vitamin-A-Sub-Committee of the Accessory Food Factor's Committee", über welche E. M. HUME und H. A. KREBS ausführlich berichtet haben.[1])

In den Berechnungen werden danach für den Erwachsenen 2500 I. E. dem Vitamin-A-Bedarf zugrundegelegt, obwohl gerade unter unseren Ernährungsverhältnissen infolge von gewissen Begrenzungen an tierischen Vitamin-A-Quellen (Milch, Butter, Leber u.a.) noch in größerem Umfange als in anderen Staaten die Vitamin-A-Versorgung auf der Zufuhr der pflanzlichen Vorstufen des Vitamins A, in erster Linie des β-Carotins, beruht. Dieses hauptsächlich in allen grünen Gemüsen und den Möhren enthaltene Provitamin wird bekanntlich in recht verschiedenem Maße bei der Verdauung im Magen-Darm-Kanal ausgenutzt und verwertet. Dabei spielen sowohl die Art der betreffenden Gemüse und ihre Zubereitung bzw. Zerkleinerung als vor allem auch die Individualität und die physiologischen Verhältnisse des betreffenden Menschen eine Rolle. Man nimmt im allgemeinen an, daß in Form von β-Carotin mindestens die doppelte Menge an I. E. als von reinem Vitamin A verabreicht werden muß, um die gleiche Wirkung zu erzielen. Wie aber in besonders schöner Weise aus den zitierten englischen Untersuchungen hervorgeht, muß je nach Art und Zubereitung der betreffenden Gemüse mit dem 3- und 4fachen dieser Menge gerechnet werden. Wenn man also den β-Carotin-Gehalt eines Lebensmittels, der verhältnismäßig leicht bestimmt werden kann, zugrunde legt, so unterliegt die Anzahl der im Körper als Vitamin A zur Wirkung kommenden Internationalen Einheiten großen Schwankungen.

Diesen Schwierigkeiten kann leicht begegnet werden, wenn die Vitamin-A-Wirkung mit der biologischen Methode ermittelt wird. SCHEUNERT weist darauf hin, daß die im Tierversuch bestimmte Vitamin-A-Wirkung eines Gemüses auch für den Menschen Gültigkeit hat. Allerdings wird dabei vorausgesetzt, daß Ausnutzung und Verwertung des Provitamins A der untersuchten Vegetabilien bei der Ratte, dem üblichen Versuchstier, die gleichen wie beim Menschen sind. Gewiß ist das nicht in vollem Umfange und unter allen Umständen gesichert, aber mit größter Wahrscheinlichkeit kann angenommen werden, daß der Fehler, der dabei gemacht wird, doch nur gering ist und deshalb vernachlässigt werden darf.[2])

Hierzu kommt noch ein großer Vorteil, den der Tierversuch bietet. SCHEUNERT schreibt dazu, daß diese Versuchsmethode zwar eine gewisse Schwankungsbreite der Resultate zuläßt, da die zur Prüfung verfütterten einzelnen täglichen Zulagemengen gewichtsmäßig gegeneinander abgestuft werden müssen, und daß diese Schwankungsbreite zwischen 10 und 25% liegt. Andererseits bringt es die Methodik des Tierversuchs mit sich, daß jede Zulagemenge an einer Gruppe von 10 Tieren geprüft wird und daß die Versuchsdauer 35 Tage beträgt. Das Ergebnis des Tierversuchs liefert also einen *Durchschnittswert der Wirkung von 350 Einzeldosen* und besitzt so eine kaum zu übertreffende sichere Grundlage. Infolgedessen gleichen sich die sonst bei der Untersuchung verschiedener Pflanzen derselben Art auftretenden, oft erheblichen Schwankungen aus und man bekommt recht übereinstimmende Werte der Vitamin-A-Wirkungen der wichtigsten in unserer Ernährung verwendeten grünen Vegetabilien. Auf Grund solcher Arbeiten,

---

[1]) Medical Research Council, Special Report Series No. 264, London 1949, bes. S. 140f.

[2]) „Da die Ausnutzung durch die Ratte nicht wesentlich von der durch den Menschen verschieden ist, können wir diese Zahlen auch für uns selbst gelten lassen." SCHEUNERT, Ernährungsprobleme, ..., a. a. O., S. 13.

bei denen über die Versuchsdauer von 35 Tagen hinweg mehrfach frische Proben verschiedener Herkunft und auch Marktware untersucht wurden, kamen SCHEUNERT und WAGNER zu der Folgerung, daß trotz aller Einzelunterschiede doch eine relativ große Übereinstimmung in der Vitamin-A-Wirkung der grünen Gemüsepflanzen herrscht. In Untersuchungen über den *„Einfluß von Düngung und Erntejahr auf den Vitamin-A-Gehalt"*[1]) wurden von ihnen folgende Werte gefunden:

Gemüse	100 g enthalten Internationale Einheiten			
	Ungedüngt	NPK	Stalldünger	Stalldünger + NPK
Spinat 1938	10000	10000	10000	10000
Grünkohl 1937	10000	10000	10000	8000
Grünkohl 1938	—	—	10000	13000
Rosenkohl 1937	1600	2000	2000	1600
Rosenkohl 1938	—	—	1600	1600
Möhren 1937	10000	10000	10000	etwas unter 10000
Möhren 1938	—	—	10000	etwas unter 10000

Wie man sieht, ist die Übereinstimmung groß, wobei noch zu bemerken ist, daß die aus der Ernte 1937 stammenden Gemüse in Weihenstephan bei Freising, die aus dem Jahre 1938 in Großbeeren bei Berlin gewachsen sind. Die in einigen Fällen vorhandenen Unterschiede erklären sich daraus, daß, wie schon erwähnt, bei diesen Tierversuchen mit einem Fehler bis zu 25% gerechnet werden muß, da die Dosierung der verwendeten Gemüse nicht feiner abgestimmt werden konnte. So wurden bei Spinat, Grünkohl und Möhren den Versuchstieren täglich 10, 15 und 20 mg, bei Rosenkohl 75, 100 und 125 mg verabreicht.

In anderen Versuchen über den Vitamin-A-Gehalt einiger junger Blattgemüse und Gemüseblätter[2]) wurden in 100 g Frischsubstanz die folgenden Werte gefunden:

„Kerbel . . . . fast 10000 I. E. Vitamin A
Grüne Porreeblätter . . . . 6650 I. E. Vitamin A
Kohlrabiblätter . . . . 10000 I. E. Vitamin A
Blumenkohlblätter . . . . 13300 I. E. Vitamin A
Blumenkohl . . . . praktisch 0 I. E. Vitamin A"

Zusammengefaßt wird aus allen diesen Untersuchungen der Schluß gezogen, daß, ohne entscheidende Fehler zu begehen, die hier in zahlreichen und mehrfach wiederholten Tierversuchen ermittelten Werte auch praktische Anwendung für den Menschen finden können. Wir setzen sie deshalb für die Vitamin-A-Wirkung verschiedener pflanzlicher Lebensmittel — nach entsprechender Abstimmung mit den Ergebnissen der Carotinbestimmungen — als Internationale Einheiten Vitamin A in unsere Rechnungen ein.[3])

Diese ausführliche Berichterstattung im Anschluß *an die Quellen* und über die *Ermittlung der Vitamin-A-Wirkung* im Tier-(Ratten-)Versuch schien als Grundlage für die

[1]) SCHEUNERT, A., und K.-H. WAGNER: Die Konstanz des Vitamingehalts in frischen Vegetabilien. Aus den Berichten der Mathematisch-Physischen Klasse der Sächsischen Akademie der Wissenschaften zu Leipzig, 91, 309 (1939).

[2]) SCHEUNERT, A. und K.-H. WAGNER: Über den Vitamin-A-Gehalt einiger grüner Blattgemüse und Gemüseblätter. Biochem. Z. 304, 48 (1940).

[3]) Näheres vgl. S. 53.

Bewertung unserer bilanzmäßigen Vitamin-A-Feststellungen für den Menschen notwendig, um von vornherein die möglichen Zweifel an unseren hohen Ist-Werten zu entkräften.

Die daneben bekannten Bedarfsanforderungen — vorwiegend im Anschluß an die schon bisher zugezogenen Quellen — liegen zum Teil etwas niedriger, zum Teil etwas oder auch wesentlich höher. So wird nach den Aussagen des „Roten Kreuzes" eine Norm von 5000 I. E. und nach der „Hygiene-Sektion des Völkerbundes" (1936) eine solche zwischen 2000 und 4000 I. E. täglich für den Erwachsenen gefordert. Genauer ist die Formulierung in den „Recommended Dietary Allowances", wo zwar ebenfalls zunächst kursorisch 5000 I. E. als Tagesbedarfssatz angegeben werden, indessen diese Menge „auf der Prämisse basiert, daß ungefähr $^{2}/_{3}$ des Vitamin-A-Wertes der durchschnittlichen Kost in den USA durch Carotin gedeckt werden und daß Carotin nur die Hälfte oder weniger des Wertes von Vitamin A enthält". Das bedeutet praktisch, daß nach der vorgesehenen *Umrechnung auf Vitamin-A-Gehalt* im Verhältnis Carotin: Vitamin A = 2 : 1 die Tagesnorm sich auf etwa 3350 I. E. Vitamin A beläuft. ($^{1}/_{3}$ oder 1667 Einheiten Vitamin A und die Hälfte von $^{2}/_{3}$ oder 3333 I. E. Carotin = ebenfalls 1667 I. E. Vitamin-A-Wirkung, zusammen also rund 3350 I. E.).

Fast analoge Bedarfsanforderungen finden sich im „Voeding" sowie bei PEWSNER-UdSSR. Letzterer schreibt: „Der Tagesbedarf des Menschen an Vitamin A beträgt 1 mg oder 3500 I. E." Diese Menge kann in der sowjetischen Literatur als Untergrenze angesehen werden. So heißt es z. B. bei REISSLER[1]): „In der Sowjetunion ist es gebräuchlich, den täglichen Bedarf an Vitamin A neben seiner Bezeichnungsweise in I. E. auch in mg des Carotins zum Ausdruck zu bringen. Von einer Kommission des Ministeriums für Gesundheitswesen der UdSSR wurde im Jahre 1944 als Tagesnorm eine Menge von 2 bis 5 mg Carotin, je nach dem Charakter der Arbeit, vorgeschlagen." (Wollte man auch hier Carotin zu Vitamin A im Verhältnis 2 : 1 umrechnen, so entsprächen 2 mg Carotin = 1 mg Vitamin A oder 3333 I. E.) Demgegenüber ist der Satz in der Schrift des Ministeriums der Nahrungsmittelindustrie der UdSSR[2]) 1,5—2 mg Vitamin A, und die Tabelle von SCHATERNIKOW-MOLTSCHANOWA[3]) enthält durchgehend für alle zugezogenen Arbeitergruppen einen Bedarfssatz von 2 mg Vitamin A.

Es ist nach den verschiedenen voraufgegangenen Zitaten offensichtlich, daß die im Tierversuch gewonnenen Vitamin-A-*Wirkungs*-Werte nach SCHEUNERT wesentlich zuverlässigere Ergebnisse liefern als die vergleichsweise zugezogenen Bedarfsnormen im Anschluß an den Vitamin-A-*Gehalt*, da im letzten Falle die jeweilige Durchschnittsausnutzung nicht exakt mitberücksichtigt werden kann.

Die Bedarfssätze für Kinder[4]) betragen — nach Anpassung an die von uns benötigten Altersstufen —

für Kinder von 0—5 Jahren = 2000 I. E.,
für Kinder von 5—9 Jahren = 2200 I. E.,
für Kinder von 9—15 Jahren = 2500 I. E.

Die entsprechenden Normen nach den Angaben der „Recommended Dietary Allowances" und auch nach „Voeding" bewegen sich für kleinere Kinder (bis 6 Jahre)

---

[1]) A. a. O., S. 125 f.

[2]) „Das Buch der schmackhaften und gesunden Nahrung" (a. a. O., S. 1—38).

[3]) Vgl. S. 28 dieser Schrift.

[4]) SCHEUNERT, A.: Über die Vitaminisierung von Lebensmitteln. „Die Lebensmittelindustrie", 3, 208 (1951).

etwas unter, für größere Kinder (über 10 Jahre) eine Kleinigkeit über diesen Richtsätzen. Die Angaben des „Roten Kreuzes“ (Kinder von 1—3 Jahren 2000, Kinder von 4—10 Jahren 3500, Kinder von 10—12 Jahren 4500) können als Vergleichsbasis vernachlässigt werden, da in diesen Werten offenbar größere Carotinanteile enthalten sind, was indessen nicht vermerkt wird.

γ) *Vitamin B_1 (Aneurin, Thiamin)*

Der Bedarf an Vitamin B_1 wird für den *Erwachsenen* bei mäßiger Arbeit (bis 3000 kcal. Tagesbedarf) auf 1,5 mg täglich und bei schwerer Arbeit (ab 3400 kcal. Tagesbedarf) auf 2 mg täglich festgesetzt. Diese Werte liegen etwas über den Normen der „Recommended Dietary Allowances“, die für einen *Mann* bei „sitzender Tätigkeit“ 1,2 mg, bei „körperlicher Betätigung“ 1,5 mg, bei „schwerer Arbeit“ 1,8 mg und für eine *Frau* bei „sitzender Tätigkeit“ 1,0 mg, bei „mäßiger Tätigkeit“ 1,2 mg und bei „sehr aktiver Betätigung“ 1,5 mg vorsehen.[1]) Während auch die Werte nach „Voeding“ etwas niedriger liegen (Vollerwachsener generell 1,2, bei mäßiger Arbeit 1,3, bei schwerer Arbeit 1,5 und bei sehr schwerer Arbeit 2 mg), werden nach PEWSNER-UdSSR durchgehend als „Tagesbedarf des Menschen an Vitamin B_1 ... 2 mg“ verlangt. Sowohl REISSLER-UdSSR[2]) wie die Angaben in der vom Ministerium der Nahrungsmittelindustrie der UdSSR herausgegebenen Schrift der „Schmackhaften und gesunden Nahrung“[3]) bewegen sich zwischen 2 und 3 mg Tagesbedarf. Mit seiner Feststellung: „In der UdSSR sind besondere optimale tägliche Normen des Thiamingehalts in den Nahrungsrationen gebräuchlich: für Erwachsene, je nach der Intensität der Arbeit — 2, 2,5 und 3 mg“ knüpft REISSLER[2]) unmittelbar an die Ermittlungen von SCHATERNIKOW-MOLTSCHANOWA an, bei denen es in Verbindung mit der schon zugezogenen Tabelle wörtlich heißt: „Die Menge an Vitamin B_1 ist abhängig vom Kalorienbedarf, und zwar bis 3500 Cal. 2 mg, 3500—4500 Cal. 2,5 mg, über 4500 Cal. 3 mg B_1.“[4])

Die Forderung SCHEUNERTS für *Kinder* beträgt für die drei Gruppen von

1—5 Jahren = 0,75 mg,
5—9 Jahren = 1,00 mg,
9—15 Jahren = 1,50 mg

und entspricht damit weitgehend den Angaben im internationalen Schrifttum.[5])

δ) *Vitamin B_2 (Riboflavin, Lactoflavin)*

Der geforderte Bedarf beträgt sowohl bei mäßiger wie bei schwerer Arbeit täglich 1,8 mg; er wird durch die Richtsätze des „Voeding“ bestätigt. Auch die „Re-

[1]) Vgl. auch ROSE's Foundations of Nutrition, wo nach Erhöhung der minimalen Anforderung von 0,35 mg je 1000 kcal. auf 0,5 mg für 1000 kcal. (Sicherheitsspanne) die Nahrung bei einem Tageskaloriensatz von 2500 also 0,5 × 2,5 oder 1,25 mg *Vitamin B_1 zu enthalten* hätte. (S. 249.)

[2]) A. a. O., S. 134.

[3]) A. a. O., S. 1—38.

[4]) A. a. O., S. 28 in dieser Arbeit.

[5]) Eine Kleinigkeit höher liegt REISSLER mit seiner Forderung: Für Kinder bis 7 Jahre = 1 mg, von 7—14 Jahren = 1,5 mg, über 14 Jahre 2 mg. (A. a. O.)

[6]) Nach ROSE's Foundations of Nutrition (S. 316 f.) schloß HOGAN im Anschluß an verschieden hohe Tagesgaben 1939 auf einen Bedarf je Person von 2—3 mg, und SEBRELL schlug sogar einheitlich 3 mg Riboflavin als tägliche Norm vor. Diese hohen Sätze haben sich indessen, wie die Dietary Allowances zeigen, als im Durchschnitt zu reichlich erwiesen.

commended Dietary Allowances“ weisen für Männer die gleiche Norm, nämlich 1,8 mg, dagegen für Frauen etwas weniger, nämlich 1,5 mg aus[6]), während nach PEWSNER „der Mindestbedarf von Riboflavin 2 mg täglich“ beträgt. Die gleiche Norm wurde von der Kommission des Ministeriums für Gesundheitswesen der UdSSR vorgeschlagen und findet sich deshalb einheitlich in den drei weiteren zugezogenen sowjetischen Quellen.

Für die drei *Kindersparten* wurden die sich in weitgehender Übereinstimmung mit den übrigen hinzugezogenen Angaben befindenden Werte SCHEUNERTS wie folgt angesetzt:

Kinder von 0—5 Jahren = 1,0 mg,
Kinder von 5—9 Jahren = 1,5 mg,
Kinder von 9—15 Jahren = 1,8 mg.[1])

ε) Nicotinsäureamid (Nicotylamid)

Die zugrundegelegten Erwachsenen-Bedarfssätze betragen bei „mäßiger Arbeit“ 15 mg, bei „schwerer Arbeit“ 18 mg. In „Voeding“ werden gleiche Werte ausgewiesen, während sich dort eine zusätzliche Spalte für „Vollerwachsene“ (offenbar ohne oder ohne wesentliche Arbeit) mit einem Satz von 12 mg findet, deren Bedarf im Rahmen unserer Erwachsenen-Bilanznormen bei *durchweg beruflicher Arbeit* nicht interessiert. In den „Recommended Dietary Allowances“ liegen lediglich die Werte für die *Frauen etwas niedriger* (bei „mäßiger Tätigkeit“ 12 mg, bei „sehr schwerer Tätigkeit“ 15 mg). PEWSNER stellt generell einen Tagesbedarf des Menschen an Nicotinsäureamid von 15 mg fest, während sich die Empfehlungen der Kommission des Ministeriums für Gesundheitsschutz der UdSSR je nach der Arbeitsschwere auf 15—25 mg (bis 3500 kcal. = 15 mg und über 4500 kcal. = 25 mg) belaufen.

Unsere Anforderungen für Kinder umfassen in den drei Sparten folgende Mengen:

0—5 Jahre = 8 mg,
5—9 Jahre = 10 mg,
9—15 Jahre = 12 mg

und gelten auch im internationalen Schrifttum als wissenschaftlich gesicherte Werte. Lediglich für die „Jungen“ von 13—15 Jahren wird in den „Recommended Dietary Allowances“ ein etwas höherer Bedarfssatz (15 mg täglich) ausgewiesen.

ζ) Vitamin C (Ascorbinsäure)

Wegen der besonders bedeutungsvollen Versorgung des Menschen mit Vitamin C sind unseren Berechnungen ausnahmsweise ***drei verschiedene Tagesnormensätze***, nämlich 125 mg, 75 mg und 50 mg zugrundegelegt worden. Dabei entspricht eine Menge von ***125 mg der Optimalforderung*** SCHEUNERTS[2]), um neben den sonstigen Funktionen des Vitamins C größtmögliche Resistenz gegen Infekte zu gewährleisten. Die weiteren Werte von 75 bzw. 50 mg Ascorbinsäure täglich können als ***voll ausreichend*** gelten, um gegen Schädigungen des Organismus gesichert zu sein. (Die Skorbutschutzgrenze liegt wesentlich niedriger, nämlich bei 15—20 mg.)

Auf der mittleren Höhe, also bei etwa 75 mg, bewegen sich die Normen sowohl nach „Voeding“ wie auch in den „Recommended Dietary Allowances“; in den letzten wurde für berufstätige Frauen ein Abschlag von 5 mg vorgenommen. PEWSNER-UdSSR

[1]) Die Kommission des Ministeriums für Gesundheitswesen der UdSSR schlägt bereits für Kinder über 7 Jahre einen Tagessatz von 2 mg B_2 vor.

[2]) SCHEUNERT, A.: Der Tagesbedarf des Erwachsenen an Vitamin C. Int. Ztschr. f. Vitaminforschung, 20, 385 (1949).

stellt generell fest, daß „der tägliche Bedarf an Vitamin C ca. 50 mg“ beträgt, wohingegen REISSLER unter Bezugnahme auf die Ermittlungen der Kommission des Ministeriums für Gesundheitsschutz der UdSSR „für Erwachsene, je nach der Intensität der physischen Arbeit, 50—100 mg...“ nennt.[1]) Diese Schwankungsbreite wird in der Schrift der „Schmackhaften und gesunden Ernährung“ unter Bezugnahme auf bestimmte klimatische Verhältnisse wie folgt bestätigt: „An Vitamin-C bedarf der Erwachsene im Durchschnitt täglich 50 mg; bei schwerer Arbeit wie für die Bevölkerung des Nordens und des subtropischen Gebietes ist die Norm bis 100 mg zu erhöhen.“[2]) Ganz exakt nach der Berufsschwere abgestuft sind die Ansätze in der schon mehrfach erwähnten Tabelle von SCHATERNIKOW-MOLTSCHANOWA, wo bei einer Bedarfsnorm bis 4000 Kalorien 50 mg C, von 4000—5000 Kalorien 75 mg C und ab 5000 Kalorien 100 mg C gefordert werden.

Die Sätze für die verschiedenen *Kindersparten* belaufen sich in unseren Ernährungsbilanznormen

bei 0—5 Jahren auf 40 mg,
bei 5—9 Jahren auf 75 bzw. 50 mg und
bei 9—15 Jahren auf 125 bzw. 75 bzw. 50 mg

und entsprechen in ihren *mittleren Werten* den täglichen Bedarfssätzen im internationalen Schrifttum weitgehend; gegenüber den sowjetischen Normen erscheinen sie — teilweise wesentlich — erhöht.[3])

b) Istsätze

α) Vorbemerkung

Der *Festsetzung des Vitamingehalts* im Sinne der Vitamin*wirkung* sämtlicher berücksichtigter Lebensmittel wurde das bereits angeführte, noch unveröffentlichte *Tabellenwerk* SCHEUNERTS[4]) zugrundegelegt. Die Werte gründen sich auf ältere und neuere Befunde, die überwiegend im Tierversuch gewonnen worden sind. Auf dieser Basis steht die folgende, im einzelnen zu diskutierende Vitamin*versorgung*, wie sie im Rahmen unserer Vitaminbilanzen ausgewiesen wird.

β) Vitamin A (Axerophthol) bzw. A-Provitamin

Am auffälligsten — ja: fast aus dem Rahmen fallend — ist die *Vitamin-A-Versorgung* in unseren *sämtlichen* Ernährungsbilanznormen für Erwachsene. Danach ergibt sich nämlich eine Bedarfsdeckung, die gegenüber der Ernährungs-Norm (2500 I. E.) *zwischen etwa 260 und 320% liegt.* Mit anderen Worten: Die bilanzmäßige Vitamin-A-Bereitstellung ist so günstig, daß der Tagesbedarf durchgehend 2½—3mal gedeckt wird. Es erscheint geboten, hierfür eine *Begründung* zu geben.

Zunächst weisen unsere Ernährungsbilanz-*Schaubilder* deutlich aus, daß die *Versorgung mit reinem Vitamin A* — etwa bei der ersten Bilanzgruppe (Arbeiter, Mittelschwer- und Schwerarbeiter) — nur zwischen *40 und 55%* liegt. Gegen diesen Prozentzahlenanteil dürften kaum Zweifel erhoben werden, da er vorwiegend aus der kartenmäßigen Zuteilung von Butter stammt. Dagegen läßt die Vitamin-A-Säule in unseren Schaubildern erkennen, daß der Großteil des Vitamin-A-Anfalles — wie im übrigen

[1]) A. a. O., S. 132.
[2]) A. a. O., S. 1—38,
[3]) Vgl. z. B. REISSLER (a. a. O.), der für Kinder bis zu 7 Jahren 30—35 mg, von 7—14 Jahren 50 mg und über 14 Jahre einheitlich 50 mg Vitamin-C-Bedarf angibt.
[4]) Siehe Seite 22, Anm. 5.

schon lange bekannt — aus der *Bereitstellung von β-Carotin* herrührt. Das β-Carotin wurde nun im Verhältnis 2 : 1 auf Vitamin A umgerechnet. Diese Relation *stimmt mit den auf biologischer Basis (Tierversuch) ermittelten Ergebnissen der Vitamin-A-Wirkung bei grünen Blattgemüsen, Möhren usw. bestens überein.* Sie entspricht auch den im internationalen Schrifttum allgemein orientierenden Berechnungen.[1])

Würden wir auf Grund der *Ergebnisse des englischen Forscherkreises* in Anlehnung an den Bericht von HUME-KREBS das Wirkungsverhältnis von Carotin : Vitamin A — je nach Art und Zubereitung der Mahlzeiten — im Durchschnitt von 1 : 3 zugrundelegen[2]), *so ergäbe sich doch noch eine bilanzmäßige Vitamin-A-Versorgung, welche die geforderte Norm von 2500 I. E. in allen Erwachsenengruppen weit überschritte.* Am Beispiel unserer „Ernährungsbilanz für einen Arbeiter auf der Basis von 3000 kcal. Tagesbedarf" sei dies gezeigt: Der Vitamin-A-Anfall (rein) beträgt 1049 I. E., und der Anteil aus Carotin nach Umrechnung im Verhältnis 2 : 1 beläuft sich auf 6973 I. E. Vitamin A. Bei einer Relation zwischen Vitamin A und Carotin von 1 : 3 beliefe sich der Anteil aus Carotin nur auf 4650 I. E. Vitamin A, was zusammen mit dem Anfall an reinem Vitamin A in Höhe von 1049 *einen Gesamtanfall von 5699 I. E.* Vitamin A ergäbe. Die Deckung des Soll-Bedarfes von 2500 I. E. betrüge also auch nach diesem besonders vorsichtigen Umrechnungsverfahren im Anschluß an HUME-KREBS noch immer *rund 228%*.

Wenn nun die Vitamin-A-Versorgung, vorwiegend aus β-Carotin, in unseren Bilanzen derartig hoch erscheint, so kann die Begründung dafür relativ einfach gegeben werden: Der entscheidende Posten, welcher *fast ³/₄ der Gesamtvitamin-A-Versorgung ausmacht, liegt in den 26 Mittagessen (Werkessen).* Die in Zahlenübersichten vorliegenden, im Anhang (III, A, S. 64f.) noch näher zu erläuternden drei großen Zusammenstellungen über *je 15 für den Jahresdurchschnitt typische Mittagsmahlzeiten*[3]) lassen auf den ersten Blick erkennen, daß etwa ein nur gelegentlich verzehrtes Gericht von carotinreichen grünen

---

[1]) Vgl. z. B. die bereits erwähnten Angaben der Recommended Dietary Allowances (S. 55 in dieser Arbeit), wonach Carotin die Hälfte — freilich mit der Einschränkung, daß es auch noch weniger sein könne — des Vitamin-A-Wertes enthält.

[2]) Bei HUME-KREBS (a. a. O., S. 141) heißt es wörtlich (übersetzt): „Es sei nachdrücklich betont, daß bei Carotin der Wert für die minimale Schutzdosis auf dem für die maximal wirksame Dosis basiert werden muß und nicht auf dem für den Verzehr (intake). Man kommt zu dem Schluß, daß die minimale Schutzdosis für Carotin ungefähr 1500 I. E. täglich beträgt und die Zahl 3000 I. E. täglich als Wert für die Anforderung festgesetzt wird, um individuelle Unterschiede auszugleichen und eine Sicherheitsspanne zu lassen — unter der Voraussetzung, daß 100% des Carotins ausnutzbar sind. Wenn man dies anerkennt, stellen die folgenden Sätze die entsprechenden Anforderungen dar, die beim Verzehr aus verschiedenen Quellen notwendig sind:

Quelle	Anforderung (I. E. täglich)	Divisor, um das erlangbare Wirkungsvermögen hinsichtlich des Vitamins A zu berechnen
Möhren, gekocht, in Stücken oder Mus	12000	4.0
Möhren homogenisiert	5500	1.8
Kohl, Spinat	7500	2.5
β-Carotin in Fett	4000	1.3

Wenn ein einziger Wert für den täglichen Carotinbedarf aufgestellt werden soll, wird er in der Höhe von 7500 I. E. vorgeschlagen: das ist die dreifache Menge des Tagesbedarfes an Vitamin A und stellt eine Zahl dar, die im großen und ganzen für die verschiedenen Quellen des Carotins aus der Kost Gültigkeit hat."

[3]) Näheres siehe S. 64: „A. Einige Bemerkungen zu den typischen Jahresdurchschnitts-Mittagsmahlzeiten."

Blattgemüsen oder Möhren von 200 g nicht weniger als 20000 I. E. Vitamin-A-Wirkung enthält. Da auf die Darbietung solcher Gemüsespeisen größter Wert gelegt werden muß, erscheint die so günstige Vitamin-A-Bedarfsdeckung für alle Arbeitenden, die ein entsprechendes (Betriebs-) Werkessen erhalten, als voll gerechtfertigt und in keiner Weise unwahrscheinlich.

Allerdings sei nochmals unterstrichen, daß, sobald von bestimmten Verbrauchern der Gemüseverzehr gegenüber unseren Berechnungen eingeschränkt oder gar abgelehnt wird, die errechneten Ist-Werte schnell unter die ermittelte Bedarfsnorm absinken.

Um ein Beispiel zu geben: Unsere „Übersicht über 15 typische Mahlzeiten" auf der Basis von reichlich 800 kcal. (Rohwert) bzw. etwa 750 kcal. (Kochwert) läßt erkennen, daß *je Mahlzeit im Durchschnitt 6576 I. E. Vitamin A enthalten* sind. Da nun in unseren sämtlichen Erwachsenenbilanzen die Werte aus je 15 typischen Jahresdurchschnittsmahlzeiten nach einer der drei vorliegenden Übersichten (1. Tabelle: Kalorienbasis 920; 2. Tabelle: Kalorienbasis 750; 3. Tabelle: Kalorienbasis 500) angenommen werden und demzufolge durchgehend eine *gute bzw. zufriedenstellende Gemüseversorgung* zugrundegelegt wurde, verhalten sich naheliegenderweise alle Bilanzen hinsichtlich der Vitamin-A-Versorgung ähnlich günstig. Aus diesem Grunde erübrigt sich auch eine Diskussion der Vitamin-A-Ist-Werte im Anschluß an die verschiedenen Ernährungsbilanzen der einzelnen Werktätigen- bzw. Bevölkerungsgruppen.

Als hochinteressante Bestätigung unserer in den verschiedenen Bilanzen ermittelten ernährungswirtschaftlichen Zahlen-Istwerte hinsichtlich der Vitamin- und Provitamin-A-Wirkung können folgende Ergebnisse in der oben erwähnten polnischen Untersuchung von SZCZYGIEL und Mitarbeitern angesehen werden.[1]) Darin heißt es, daß vom zugeführten Carotin durch den gesunden menschlichen Organismus tatsächlich nur etwa ein Drittel ausgenutzt wird. In einer umfänglichen Tabelle werden dann z. B. für mäßig schwer Arbeitende bei einem Tagesbedarf von etwa 3400 kcal. an Vitamin A und Carotin folgende Mengen ausgewiesen:

1. bei ausreichender Ernährung: Vitamin A 1649 I. E. und Carotin 22333 I. E.;
2. bei vollwertiger Ernährung: Vitamin A 2101 I. E. und Carotin 26394 I. E.

Teilt man die beiden angegebenen *Carotin*mengen, wie oben begründet, durch 3, so ergibt sich in der Ernährungsstufe „ausreichend" eine tatsächlich ausnutzbare Vitamin-A-Gesamtzufuhr von 9100 I. E. (genau 9093 I. E.) und in der Ernährungsstufe „vollwertig" eine entsprechende Vitamin-A-Gesamtzufuhr von 10900 I. E. (genau 10899 I. E.). Danach bewegen sich bei der Gruppe der mäßig schwer Arbeitenden (3400 kcal. Tagesbedarf) die nach der durchgeführten Umrechnung effektiv ausgenutzten Vitamin-A-Mengen zwischen 9000 und 11000 I. E. Vitamin A.

Setzt man *diese* Werte ins Verhältnis zu einer in der UdSSR sowie den Volksdemokratien üblichen Norm von 3350 I. E. (siehe z. B die Forderung von PEWSNER), so würde damit der *Ist-Verzehr den normativen Verzehr mit 275—325% übersteigen*, was unseren ermittelten Werten insofern genauestens entspricht, als die bilanzmäßig vorliegende Vitamin-A-Gesamtversorgung für einen Arbeiter auf der Basis von 3000 kcal. Tagesbedarf 320%, für einen Mittelschwerarbeitenden auf der Basis von 3400 kcal. Tagesbedarf 258% und für einen Schwerarbeiter auf der Basis von 3900 kcal. Tagesbedarf 264% beträgt. Allerdings wurde in unseren Berechnungen ein Tagesbedarfssatz von 2500 I. E. als optimal angesehen. Demgegenüber ist die Forderung PEWSNERS mit 3350 I. E. Vitamin A je Tag die niedrigste, welche überhaupt in der UdSSR ausgewiesen wird. Deshalb war dieser Wert infolge Fehlens entsprechender polnischer Normen in der zugezogenen Arbeit vorsichtshalber den obigen Berechnungen zugrundezulegen.

Trotz dieser angedeuteten Unterschiede ergibt sich hinsichtlich der *effektiven Vitaminversorgung* zwischen unseren Werten und den Ermittlungen von SZCZYGIEL und Mitarbeitern eine so offensichtliche Übereinstimmung, daß auf die etwas ausführlichere Darstellung dieses Zusammenhanges nicht verzichtet werden sollte. In jedem Falle liegen die in der polnischen Tabelle ausgewiesenen absoluten

---

[1]) SZCZYGIEL, Al., L. WOJNA, TARNOWSKA: Entwurf von Normen für Verpflegungs-Tagesrationen. Aus: Massenverpflegung, „Über die Aufgaben der Ernährung", herausgegeben vom Staatlichen Hygiene-Institut und vom Studio für Gemeinschaftsverpflegung SGGW., Leiter: Prof. Dr. Aleksander SZCZYGIEL (poln.).

Vitamin-A-Verzehrmengen noch wesentlich über den von uns ermittelten Sätzen,[1]) die in allerneuester Zeit durch eine Arbeit in „Voeding" ebenfalls bestätigt werden.[2])

Ein stichhaltiger Einwand könnte an dieser Stelle allerdings gegenüber unseren hohen Vitamin-A-Ist-Werten gemacht werden: Essen wirklich die meisten Werktätigen, denen z. B. ein Werkessen von 920 kcal. Kochwert oder ein Werkessen von 750 kcal. Kochwert zusteht, diese relativ großen Mengen täglich auf? Im „Institut für Ernährungsforschung Rehbrücke" wird z. Z. der wirkliche Istverzehr im Jahresdurchschnitt auf Grund einer eingehenden ernährungsstatistischen Erhebung im Anschluß an etwa 40 typische Mitarbeiter des Instituts ermittelt. Dabei deuten die ersten Ergebnisse darauf hin, daß tatsächlich die bei weitem überwiegende Mehrzahl der im Versuch Stehenden *nicht* die ihnen durchschnittsmäßig im Rahmen der Mittagsmahlzeit zustehenden 920 kcal., sondern vielmehr nur zwischen 550 und 700 kcal. täglich verzehren[3]). Dennoch liegen auf Grund der ersten Teilergebnisse aus den Juni- und Septemberaufschreibungen gerade hinsichtlich des Vitamin-A-Verzehrs *Tagesdurchschnittswerte zwischen 6000 und 8000 I. E.* vor, die sich freilich durch die Versuchswochen in den Winter- und Frühjahrsmonaten etwas senken werden. *Im ganzen gesehen scheint jedoch diese Umfrage die zugrundegelegten Vitamin-A-Istwerte in unseren Bilanz-Normen bei Einnahme eines ernährungsphysiologisch optimal zusammengesetzten Werkessens bestens zu bestätigen.*

Selbst im Anschluß an die drei Ernährungsbilanzen für *Kinder* ist lediglich für die erste Kindersparte (0—5 Jahre) zu ergänzen, daß hier naheliegenderweise infolge des relativ höheren Milch- und Butterverzehrs der Hauptanteil der Versorgung aus *reinem Vitamin A* herrührt. Der Gemüseanteil tritt — trotz der neuzeitlichen Anschauungen, auch dem Kleinkind bereits Gemüse in Form von Säften und Breien zu geben — im Durchschnitt noch zurück. Aber selbst für diese Kinderabteilung wird der Tagesbedarf (2000 I. E. Vitamin A) von dem Ernährungs-Ist-Wert um etwa 50% überschritten.

Bei den zwei übrigen Kindersparten (5—9 und 9—15 Jahre) liegen bezüglich der Vitamin-A-Versorgung die Verhältnisse bereits ganz ähnlich wie bei den Erwachsenen.

γ) *Vitamin B_1 (Aneurin, Thiamin)*

Das Bild derVitamin-B_1-Versorgung ist auf Grund unserer Bilanzen für *sämtliche Erwachsenengruppen als erfreulich* zu bezeichnen. Bei Arbeitern, Schwerarbeitern und Schwerstarbeitern bewegt sich das Ernährungs-Ist gegenüber dem Ernährungs-Soll ausnahmslos zwischen 118 und 170%. — Auch die am wenigsten günstig liegende Ernährungsbilanz (weibliche Bürokräfte auf der Basis eines Tageskalorienbedarfs von 2200) weist immerhin noch einen B_1-Überschuß von etwa 9% aus. Eine Hauptursache für diese positiven Ergebnisse ist — und dies sei nachdrücklich unterstrichen — darin zu sehen, daß beim Brotverzehr, mit Ausnahme der vorgesehenen weißen Brötchen,

---

[1]) Einschränkend heißt es allerdings bei SZCZYGIEL und Mitarbeitern im Original: „Nach Einführung dieser Verbesserung würde die Menge an Vitamin A aus Carotin durchschnittlich sogar 6000 bis 10000 Einheiten betragen. Zieht man außerdem noch die Verluste an Carotin infolge der Lagerung der Produkte in Betracht, so bilden sie trotzdem noch reiche Quellen für Vitamin A. Man muß aber damit rechnen, daß in heutiger Zeit, vor allem in den Wintermonaten, der Verbrauch an gelbem und grünem Gemüse viel geringer sein wird als vorgesehen." Und an anderer Stelle: „Bei unseren Normen für den Verbrauch an Obst und Gemüse ist die Zufuhr von Carotin hoch genug. Trotz alledem muß man aber beachten, daß ein Teil dieser Nährstoffe infolge schlechter Lagerung des Obstes und Gemüses verlorengeht..." (Original S. 5/6). Demgegenüber sind unsere normativen Werte unter dem Gesichtspunkt optimaler Versorgung als *effektive Verzehrmengen* anzusehen.

[2]) Ir M. J. L. Dols und C. Den Hartog, Menu's aangepast aan de gemiddelde behoefte aan Voedingstoffen (Kostzusammensetzungen in Anpassung an den durchschnittlichen Nährstoffbedarf). Voeding 14, 368—380 (1953), Den Haag.

[3]) GRÄFE, H.-K.: Nährstoffnormen in der Gemeinschaftsverpflegung unter besonderer Berücksichtigung des kalorischen Bedarfs. Die Pharmazie 10, 104ff. (1955).

durchgehend von Vollkornbrot ausgegangen wurde, das in 100 g etwa 200 γ Vitamin B_1 enthält, da ja unsere Bilanznormen die möglichen Optimalwerte ausweisen sollten.

Hinsichtlich der *Kindergruppe* sind die Alterstufen von 5—9 und 9—15 Jahren ebenfalls reichlich mit Vitamin B_1 versorgt (Überschuß über die Bedarfsanforderung: 20 — 25%), während bei den kleinen Kindern (Altersstufe: 0—5 Jahre) infolge noch geringen Brotverzehrs die Norm von 0,75 mg nur mit 0,65 mg erreicht wird. In diesem einzigen Falle ergibt sich ein B_1-Mangel von 0,10 mg oder reichlich 13% je Tag. Ein etwas erhöhter Verzehr an Gemüse und Obst — bzw. den Säften daraus — könnte diese kleine Lücke leicht schließen.

δ) *Vitamin B_2 (Riboflavin, Lactoflavin)*

Eine vollbefriedigende Deckung der Ernährungs-Soll-Werte beim Vitamin B_2 ist lediglich bei den Schwerstarbeitergruppen (4200, 4500, 5000 kcal.) gewährleistet. In *allen* anderen Fällen weist die *Versorgung an B_2 eine gewisse Mangelzufuhr aus*, die sich bei unserer *ersten Untersuchungsgruppe* in folgender Größenordnung bewegt:

Arbeiter mit einem Tagesbedarf von
3000 kcal. = 0,44 mg oder 24% zu wenig,
Mittelschwerarbeitende mit einem Tagesbedarf von
3400 kcal. = 0,22 mg oder 12% zu wenig,
Schwerarbeiter mit einem Tagesbedarf von
3900 kcal. = 0,07 mg oder 4% zu wenig.

Am ausgeprägtesten ist die Versorgungslücke für Vitamin B_2 bei unserer dritten Untersuchungsgruppe, nämlich den weiblichen Bürokräften, der Hausfrau und dem qualifizierten Facharbeiter. Hier sind die *Mängel so erheblich*, daß es notwendig erscheint, erfolgversprechende Schritte zu erwägen, um die vorhandene Mangelzufuhr allmählich ganz oder großenteils zu überwinden. Im einzelnen zeigen nämlich die fraglichen Bilanzen dieser Gruppe *folgende B_2-Versorgungslage* (in Klammern: Ernährungs-Soll):

weibl. Bürokraft mit einem Tagesbedarf von	2200 kcal.	= 1,13 mg (1,80 mg),
weibl. Bürokraft mit zusätzlich zweistündiger Hausarbeit und einem Tagesbedarf von	2400 kcal.	= 1,15 mg (1,80 mg),
Hausfrau mit einem Tagesbedarf von	2800 kcal.	= 1,21 mg (1,80 mg),
qualifizierter Facharbeiter mit einem Tagesbedarf von	2800 kcal.	= 1,28 mg (1,80 mg).

Prozentual ausgedrückt bewegt sich damit die *Minderversorgung in dieser Gruppe zwischen 30 und 37%*.

Bei der *Kindergruppe* liegen die Verhältnisse insofern günstiger, als die kleinen Kinder (0—5 Jahre) reichlich mit B_2 versorgt werden (Überschuß: 22%), während sich das Defizit bei den Kindern zwischen 5 und 9 Jahren um 12% und bei den Kindern zwischen 9 und 15 Jahren um 18% bewegt. Es ist damit zwar gegenüber der zuletzt betrachteten dritten (Erwachsenen-) Gruppe geringer, indessen doch so erheblich, daß noch *nicht* von einer ausreichenden Vitamin-B_2-Versorgung bei den größeren Kindern gesprochen werden kann.

ε) *Nicotinsäureamid (Nicotylamid)*

Die *Bedarfsnormen für Nicotinsäureamid* werden bei den zwei ersten Untersuchungsgruppen (Arbeiter, Mittelschwerarbeitende, Schwerarbeiter, Schwerstarbeiter) reichlich erfüllt. Der Schwerstarbeiter auf der Basis von 5000 kcal. Tagesbedarf überschreitet mit einem Ernährungs-Ist von 141% den festgesetzten Ernährungs-Sollwert um mehr als 40%.

Das Bild verschlechtert sich bei der dritten Untersuchungsgruppe erheblich, in der für die drei *weiblichen Untersuchungssparten ein Mangel zwischen etwa 1 und reichlich 15%* ausgewiesen wird. *Der qualifizierte Facharbeiter* (2800 kcal. Tagesbedarf) schließt sich hinsichtlich der Nicotinsäureamid-Versorgung an die Arbeitergruppe an, so daß sein Bedarf mit 113% gegenüber der Norm als *voll erfüllt* angesehen werden kann.

Die *große Lücke* im Rahmen unserer *Kindergruppe* weist die *Altersstufe zwischen 0—5 Jahren* auf, in der einem Ernährungs-Soll von 8 mg ein Ernährungs-Ist von 5,09 mg gegenübersteht — mit anderen Worten: die Bedarfsdeckung beträgt hier knapp 64%. Demgegenüber kann die Altersstufe von 5—9 Jahren als praktisch *gerade noch ausreichend* versorgt angesehen werden, während die Altersstufe von 9—15 Jahren mit 114% reichlich Nicotinsäureamid erhält.

ζ) *Vitamin C (Ascorbinsäure)*

Hinsichtlich des Vitamins C weisen auf Grund der schon erwähnten *drei Bedarfsanforderungswerte*[1]) unsere *Schaubild-Bilanzen* eine dreifache Schraffur aus. Der erreichte Ist-Wert wird darin jeweils zu einer der drei gewählten Basen ins Verhältnis gesetzt. Die Rechtfertigung dieser aufgliedernden Darstellung liegt in der besonderen Bedeutung, welche gerade diesem Wirkstoff für die Gesundheit und Widerstandsfähigkeit des Menschen zukommt.

Des weiteren ist hinsichtlich der Deckung des Vitamin-C-Bedarfs nachdrücklich darauf hinzuweisen, daß *unsere Vitamin-C-Bilanzermittlungen nicht auf den Rohwerten, sondern auf den Kochwerten* der ausgewählten Erzeugnisse aufgebaut sind. Das war deshalb sehr wichtig, weil nicht ein relativ hoher Vitamin-C-Wert ausgewiesen werden sollte, der zwar im *rohen Erzeugnis* (z. B. Gemüse) enthalten ist, aber durch den Kochprozeß in manchen Fällen bis zu 90% und noch darüber verlorengeht. Durch dieses Verfahren wurde an die ermittelten Vitamin-C-Werte *durchgehend ein strenger Maßstab angelegt.* Anders ausgedrückt: *Was in unseren Bilanzen als „Ernährungs-Ist" ausgewiesen wird, kommt tatsächlich in den Körper* und hat nichts mit einem „theoretischen" Substanzgehaltswert der zugrundegelegten Erzeugnisse zu tun.[2])

Setzen wir unter dieser Vorbedingung unsere Ernährungs-Ist-Werte zu einem Ernährungs-Soll von 50 mg Vitamin C Tagesbedarf ins Verhältnis, so ergibt sich *bei sämtlichen Arbeitergruppen eine Versorgung, die zwischen knapp 100 und reichlich 150%* liegt, also für den durchschnittlichen menschlichen Bedarf als ausreichend anzusehen ist. Anders sind selbstverständlich die Verhältnisse, wenn man von der Optimalforderung Scheunerts nach 125 mg täglicher Versorgungsquote ausgeht. Im letzten Falle würde sich die ermittelte Bedarfsdeckung für die gleichen Gruppen *nur zwischen 40 und 60% bewegen.*

Noch ungünstiger liegen die Verhältnisse bei der dritten Untersuchungsgruppe. Die Norm von 50 mg Vitamin C Tagesbedarf wird durch die effektive Versorgung etwa der weiblichen Bürokräfte (Basis 2200 und 2400 kcal. Tagesbedarf) nur zu 80% erreicht. — Auch der qualifizierte Facharbeiter (2800 kcal. Tagesbedarf) kann seinen Vitamin-C-Bedarf bei einem Richtsatz von 50 mg nur zu 94% decken.

---

[1]) Siehe S. 57.

[2]) Es versteht sich am Rande, daß bei Nahrungsmitteln, die regelmäßig *roh* verzehrt werden (z. B. Obst, Tomaten, Petersilie usw.), die Vitamin-C-Befunde der Roherzeugnisse als Rechnungsbasis dienten.

Die *Kindergruppe*, welche lediglich in der Altersstufe von 9—15 Jahren eine ausreichende Vitamin-C-Versorgung (bei dem Normsatz von 50 mg) ausweist (106%), ist in der Altersstufe von 5—9 Jahren unter gleichen Voraussetzungen nur noch mit reichlich 75% versorgt, so daß schon hier ein erheblicher Mangel vorliegt. Unbefriedigend ist das Bild in der Altersstufe von 0—5 Jahren; einem Durchschnitts-Soll-Bedarf von täglich 40 mg steht eine Ist-Versorgung von knapp 20 mg gegenüber. Die Bedarfsdeckung liegt hier also unter 50% und erreicht damit den ungünstigsten Stand, der von uns im Rahmen der Wirkstoffversorgung überhaupt ermittelt wurde.

III. Anhänge

A. Einige Bemerkungen zu den typischen Jahresdurchschnitts-Mittagsmahlzeiten

Unsere sämtlichen Erwachsenenbilanzen (in Zahlen) weisen jeweils auf der zweiten Seite als *tragenden Posten 26 Mittagsmahlzeiten* aus (Zahl der Werktage) — bei der Hausfrau und den Kindern sind es aus naheliegenden Gründen 30. Für die *Berufstätigen* handelt es sich dabei um eines der täglich verabreichten Betriebsessen.

Im Rahmen dieser Aufgabe war es notwendig, den Berechnungen *jahresdurchschnittlich gleichbleibende Werte* für „die Mittagsmahlzeit" zugrundezulegen. Deshalb wurden sowohl für das höhere Betriebsessen (kcal.-Rohwert etwa 1000; kcal.-Kochwert etwa 920) wie für das einfachere (kcal.-Rohwert reichlich 800; kcal.-Kochwert etwa 750) — unter Mitberücksichtigung der jahreszeitlich bedingten Ernährungsschwankungen — je *15 typische Mahlzeiten* ausgewählt. Die darin ermittelten Durchschnittswerte an Nährstoff-, Mineralstoff- sowie Vitaminanteilen sind als *Norm in die einzelnen Bilanztypen* eingesetzt worden, wobei das reichlichere Werkessen für die Mittelschwer-, Schwer- und Schwerstarbeitenden, das einfachere für die übrigen Werktätigen zugrundegelegt wurde.

Die rechnerische Durchführung dieser Aufgabe sowie ihre Bedeutung kann am besten beispielhaft an Hand einer der „Übersichten" angedeutet werden. Auf der Basis von 750 Kochwert-kcal. setzt sich in unseren Berechnungen z. B. eine vollwertige Mittagsmahlzeit *nach dem Zuteilungs- bzw. Versorgungsstand des Jahres 1952* aus Rindfleisch (50 g), *Fett* (3 g), *Kartoffeln* (450 g), *Weizenmehl* (15 g), *Petersilienwurzeln* (100 g) und *Grütze* (15 g) zusammen. Für diese einzelnen Nahrungsmittel sind — genau wie für die übrigen Lebensmittel in den Ernährungsbilanzen — die Werte (Kochwerte) an *Kalorien, Nährstoffen, Mineralstoffen und Vitaminen* errechnet worden. Zieht man aus der Summe dieser Einzelangaben sämtlicher 15 Mahlzeiten — etwa für das Vitamin B_1 — das Mittel, so ergibt sich für *1 Mahlzeit i. D. 0,81 mg* an Vitamin-B_1-Versorgung (12,20 mg in 15 Mahlzeiten). Mit anderen Worten: der *Vitamin-B_1-Bedarf* wird unter Zugrundelegung des einfacheren Werkessens und bei der weiteren Voraussetzung, daß der Werktätige tatsächlich die ganze, für ihn vorgesehene Durchschnittsmenge von 750 Kochwert-Kalorien regelmäßig verzehrt, was bisweilen *nicht* der Fall sein wird, *allein durch die Mittagsmahlzeit mit etwa 50% gedeckt.* Auf diese Weise ergeben sich bei diesem Werkessen i. D. als *Ergebnis der 15 ausgewählten typischen Mittagsmahlzeiten* nach dem Stande von 1952 folgende Werte an Kalorien sowie Haupt- und akzessorischen Nährstoffen:

Kalorien	=	750
Eiweiß	=	26 g,
Fett	=	8 g,
Kohlenhydrate	=	139 g,
Calcium	=	270 mg,
Phosphor	=	624 mg,
Eisen	=	8 mg,
Vitamin A	=	6576 I. E.,
Vitamin B_1	=	0,81 mg,
Vitamin B_2	=	0,73 mg,
Nicotinsäureamid	=	8,87 mg,
Vitamin C	=	34 mg.

Diese Mengen dienten uns als Repräsentation für sämtliche Mittagsmahlzeiten dieser Werkessenstufe und finden sich darum in allen Ernährungsbilanzen, für die das einfachere Werkessen als zutreffend erschien.[1])

Im Falle der Mittagsmahlzeit mit 500 kcal. (Hausfrau und Kinder) könnte die Richtig keit dieser Norm angezweifelt und als zu niedrig angesehen werden. Dazu wäre folgendes zu erklären: In diesen Mahlzeiten ist notwendigerweise *weder* Fleisch *noch* Fett enthalten, das vielmehr *aus den Lebensmittelkarten* der Hausfrau und der Kinder entnommen werden muß. Dort ist es in unseren Bilanzen erfaßt und konnte deshalb hier bei den Mittagsmahlzeiten nicht ein zweitesmal in die Berechnungen aufgenommen werden. Bei den *Betriebsessen der Werktätigen* liegen die Verhältnisse insofern *grundsätzlich anders*, als — unabhängig von den Lebensmittelmarken des einzelnen — *zusätzlich Fleisch und Fett bereitgestellt* werden. Weiter ist zu berücksichtigen, daß auch für die Kinder von 5—9 Jahren dieser Mahlzeitendurchschnitt von 500 Kochwert-kcal. zugrundegelegt wurde, obgleich mit Sicherheit von vielen Kindern dieser Altersstufe diese Menge (ohne Fleisch und Fett) *nicht* benötigt wird. Schließlich wäre, wie schon erwähnt, zu bedenken, daß sich im Anschluß an eine Reihe spezifischer Berechnungen gerade bei verschiedenen Frauenkategorien gezeigt hat, daß ihr durchschnittlicher Kalorienverzehr je Mittagsmahlzeit *einschließlich Fleisch und Fett* nur zwischen 500 und 600 kcal. liegt. Bedenkt man deshalb abschließend, daß etwa eine Hausfrau mit 2 Kindern (je eines von 7 und 12 Jahren) für eine Mittagsmahlzeit i. D. — *ohne* die aus den Lebensmittelkarten zur Verfügung stehenden Fett- und Fleischanteile — *1500 Kochwert-kcal.* zugrundelegt, so sind wir überzeugt, daß *diese Norm eher zu hoch als zu niedrig* ist.

Noch ein letztes Wort zu den *Fett- und Fleischsätzen* in den beiden Übersichten der *Betriebsessen.* Naheliegenderweise wirkt sich ein höherer Fleisch- und Fettanteil — bei gleichbleibender Gesamtkalorienmenge — nicht nur erhöheud auf die Eiweiß- und Fettdurchschnitts-Grammwerte aus. Vielmehr vermindert er weiter auf Grund geringeren Kartoffel-, Mehl- und Gemüseverzehrs den Kohlenhydratanteil in der Nahrung. Noch

[1]) Genau das gleiche Prinzip trifft für die Übersicht auf der Basis von 920 Kochwert-kcal. je Mahlzeit und diejenige auf der Basis von 500 Kochwert-kcal. (für die Hausfrau und die Kindersparten von 5—9 und 9—15 Jahren) zu. Inzwischen haben wir auf Grund der Entwicklung des Lebensstandards in der Deutschen Demokratischen Republik nach dem Stand des Jahres 1954/55 neue, für die Gegenwart gültige Normen nach den drei Werkessenstufen I, II und III entwickelt. (Näheres vgl. bei Gräfe, H.-K.: Vollwertige Gemeinschaftsverpflegung nach den drei Werkessenstufen I, II und III. Berlin, 1955.)

erheblich wichtiger ist aber der *Rückgang am Mineralstoff- und Vitamingehalt* des Mittagessens. Diese „Verbesserung" kann also *auf Kosten der Vollwertigkeit der Kost* gehen[1])!

Wir haben deshalb, um auch diesen Umstand mitzuberücksichtigen, in *je einer* der beiden Werkessenübersichten die früheren, bis zum Sommer 1952 gültigen (niedrigeren) und die danach bis Mitte 1953 üblichen (höheren) Fett- und Fleischzuweisungen zugrundegelegt[2]). Wenn dadurch auch unsere 2 Tabellen hinsichtlich der Fett- und Fleischanteile in sich *nicht* unmittelbar miteinander vergleichbar sind, was nicht notwendig erscheint, so hielten wir es doch für wertvoll, diese *beiden* gelegentlich geänderten Sätze festzuhalten und ihre Auswirkungen in unseren Berechnungen zu ermitteln. Das Ergebnis ist offensichtlich: Die *nach der Erhöhung* im Sommer 1952 maßgebenden Fleisch- und Fettsätze mit täglich ca. 70 g bzw. 7 g beim reichlicheren Werkessen ergaben trotz einer um 170 Kalorien höher liegenden Versorgung auf Grund dieser Verbesserung gegenüber dem einfacheren Werkessen mit 750 kcal. und täglich nur 17 g Fleisch bzw. 3 g Fett (Stand der einfacheren Werkessen-Verpflegung *vor* der Erhöhung im Sommer 1952) einen mineralstoff- und vitaminmäßig *wesentlich geringeren Anfall*, was hier aus prinzipiellen Erwägungen nachhaltig vermerkt werden muß.

B. Prozentuale Anteile an den Hauptnährstoffen Eiweiß, Fett, Kohlenhydrate im Anschluß an die errechneten 13 Ernährungsbilanzen

Als Abschluß der Ernährungsbilanz-*Schaubilder* findet sich eine graphische Darstellung unter der obigen Überschrift. Dieses Diagramm wurde aufgenommen, um bequem *die prozentmäßigen Eiweiß- und Fett-Ist-Anteile in sämtlichen Bilanznormen* zu erkennen; denn sie können leicht zu den Soll-Werten der einzelnen Kalorientafeln ins Verhältnis gesetzt werden.

Wenn z. B. eine physiologische Grundforderung lautet, daß der *Eiweißanteil* aus der menschlichen Nahrung — nach Umrechnung in Kalorien — *nicht weniger als 10 und nicht mehr als 15%* betragen soll, so weist dieses Schaubild aus, daß sich unsere *sämtlichen Bilanzen* in dieser Hinsicht fast ohne Schwankungsbreite *zwischen 11 und 12%* bewegen, also sehr ausgeglichen sind.

Hinsichtlich der *Fettversorgung* werden im internationalen Schrifttum meist *20–25 kcal.*-% als den Bedarf am besten deckend bezeichnet. Aus dem Schaubild ist leicht zu entnehmen, daß unsere Bilanzen durchgehend (ohne die Kindersparte von 0—5 Jahren, für die auf Grund der Kleinstkinderversorgung besondere Verhältnisse vorliegen) *zwischen 20 und 26%* ausweisen.

Die *Kohlenhydratanteile* hinsichtlich der normativen Ist-Ernährung zeigen dann im Schaubild jeweils den *Ausgleichsposten* zum vollen Ernährungssatz von 100%.

[1]) Ganz im gleichen Sinne äußert sich W. A. Dewjatnin (aus dem Allunions-wissenschaftlichen Institut für Vitaminforschung, Moskau), der in seinem während der Drucklegung dieser Arbeit erschienenen Aufsatz: „Über die Anreicherung der Kost mit Vitaminen im System der öffentlichen Speisung" (Ernährungsfragen, 12, 79—80 (1953)) (russ.) hierüber schreibt: „Bei der Wertung der Speisenportionen im System der öffentlichen Küchen ist zu verzeichnen, daß, wie auch Ss. N. Matzko in seinem Aufsatz zu Recht bemerkt, ihre Qualität hinsichtlich des Vitamingehaltes mangelhaft ist. So paradox es auch klingen möge, führt eine Erweiterung des Nahrungsmittelassortiments, welches raffinierte Küchenerzeugnisse enthält, in einer Reihe von Fällen zu einer Verminderung des Vitamingehaltes der Portionen." (Sperrung v. Verf.)

[2]) Die ab Mitte 1953 erneut stark erhöhten Werkessen-Zuteilungen konnten naheliegenderweise *nicht* berücksichtigt werden. Denn unsere Bilanznormen basieren generell auf dem Versorgungsstand des Jahres 1952/53. (Vgl. indessen Arbeit des Verfassers: Vollwertige Gemeinschaftsverpflegung . . . [s. S. 65, Anm. 1].)

PRAKTISCHER TEIL

I. Ernährungsbilanznormen in Form von Zahlenübersichten

Ernährungsbilanz für einen Arbeiter auf der Basis von 3000 Kalorien Tagesbedarf

Lebensmittel und ihre Aufteilung	Monatsration	Kalorien		Hauptnährstoffe			Mineralstoffe			Vitamine				
		in 100 g Subst.	im Monat	Eiweiß	Fett	Kohlenhydrate	Calcium	Phosphor	Eisen	A	B_1	B_2	Nic.-amid	C
	g			g	g	g	mg	mg	mg	I. E.	mg	mg	mg	mg
Ernährungs-Soll je Tag:			90 000 (= tgl. 3000)	70	70	503	1000	1200	12	2500	1,50	1,80	15,00	125 (75) (50)
Ernährungs-Ist														
A. Noch bewirtschaftete Lebensmittel														
I. Fleisch:														
Grundkarte + C (1350 + 600 g)	1950													
eingeteilt in:														
1. Fleisch .... 950 g														
2. Wurst .... 1000 g														
unterteilt in:														
1 a) Schwein I............ 600 g		262	1 572	94	127	2	60	1200	12	0	3,60	1,50	33,00	0
b) Rind II.............. 350 g		219	767	54	58	1	35	700	11	525	0,53	0,88	17,50	0
2 a) Leberwurst .... 400 g		211	844	28	78	1	80	600	20	1600	0,36	—	20,00	—
b) Blutwurst .... 400 g		463	1 852	56	174	1	80	400	12	1600	0,36	—	20.00	—
c) Mettwurst i. Verh. 1 : 0,75 = 150 g Ware.. 200 g		478	717	29	64	0	15	300	4	150	0,14	—	7,50	—
Fleisch insgesamt:			5 752	261	501	5	270	3200	59	3875	4,99	2,38	98,00	0
II. Fett:														
Grundkarte + C (900 + 550 g)	1450													
ausgegeben in Form von:														
1. Butter................ 725 g		750	5 437	5	580	4	109	145	2	24 969	0	0	0	0
2. Schlachtfett (Speckbasis) 475 g		714	3 392	43	346	0	10	190	—	0	0	0	0	0
3. Margarine............. 250 g		748	1 870	1	200	1	37	50	1	0	0	0	0	0
Fett insgesamt:			10 699	49	1126	5	156	385	3	24 969	0	0	0	0
III. Zucker:														
Grundkarte + C (1200 + 600 g)	1800	410	7 380	0	0	1796	—	—	—	0	0	0	0	0
Summe A:			*23 831*	*310*	*1627*	*1806*	*426*	*3585*	*62*	*28 844*	*4,99*	*2,38*	*98,00*	*0*

Lebensmittel und ihre Aufteilung	Monatsration	Kalorien		Hauptnährstoffe			Mineralstoffe			Vitamine				
		in 100 g Subst.	im Monat	Eiweiß	Fett	Kohlenhydrate	Calcium	Phosphor	Eisen	A	B_1	B_2	Nic.-amid	C
	g			g	g	g	mg	mg	mg	I.E.	mg	mg	mg	mg
B. Frei käufliche Lebensmittel														
Brot: 8 Scheiben tgl.	12000	251	30120	756	108	6348	3000	24000	180	0	24.00	8,40	96,00	0
Brötchen: 1 Stück tgl.	1500	270	4050	102	8	867	150	1425	23	0	1,50	0,75	13,50	0
26 Werkessen	—	(750)	19500	665	229	3614	7028	16237	219	170973	21,06	18,98	230,62	881
Nudeln	500	341	1705	50	4	361	75	650	10	—	2,00	—	—	0
Haferflocken	500	392	1960	82	28	332	50	300	10	0	1,00	0,50	—	0
Kartoffeln (ca. 135 g tgl. zusätzlich)	4000	72	2880	60	8	628	400	2400	32	0	4,00	2,80	40,00	280
Gemüse (90 g tgl. zusätzlich)	2700	i.D. 33	891	57	7	144	1447	1239	24	48254	3,19	2,70	8,72	225
Zwiebeln und Suppengemüse	200	i.D. 44	88	3	0	18	150	110	3	0	0,60	Spur	0	14
Obst (50 g tgl.)	1500	i.D. 62	930	8	—	212	150	200	4	836	0,75	0,75	7,50	105
Marmelade	500	282	1410	4	—	338	100	100	5	833	0,20	0,09	0,84	59
dazu HO-Käufe														
Käse (Mager-)	1500	201	3015	585	41	60	15750	7950	8	Spur	0,45	5,40	10,50	Spur
Leberwurst	500	211	1055	35	98	2	100	750	25	2000	0,45	—	25,00	—
Blutwurst	400	463	1852	56	174	1	80	400	12	1600	0,36	—	20,00	—
Weizenkleingebäck	500	290	1450	48	5	290	150	250	5	—	0,50	0,25	4,50	0
Summe B:			*70906*	*2511*	*710*	*13215*	*28630*	*56011*	*560*	*224496*	*60,06*	*40,62*	*457,18*	*1564*
Summe A + B:			94737	2821	2337	15021	29056	59596	622	253340	65,05	43,00	555,18	1564
je Tag:			3158	94	78	501	969	1987	21	8445	2,17	1,43	18,51	52
nach Abzug von 5% Ausnutzungsverlust:			90000	2680	2220	14270	27603	56616	591	240673	61,80	40,85	527,42	1486
Ernährungs-Ist je Tag:			**3000**	**89**	**74**	**476**	**920**	**1887**	**20**	**8022**	**2,06**	**1,36**	**17,58**	**50**

Wichtige Verhältniswerte:

Eiweiß zu Fett zu Kohlenhydraten = täglich 89 g : 74 g : 476 g oder 365 kcal. : 688 kcal. : 1952 kcal. oder 12 kcal. % : 23 kcal. % : 65 kcal. %

Animalisches Eiweiß zu vegetabilischem Eiweiß = täglich 35 g : 54 g oder 39% : 61% (Prozentwerte im Verhältnis zum Istanfall von 89 g)

Animalisches Eiweiß zu vegetabilischem Eiweiß = täglich 35 g : 54 g oder 50% : 77% (Prozentwerte im Verhältnis zum Ernährungssoll von 70 g)

Ernährungsbilanz für Mittelschwerarbeitende auf der Basis von 3400 Kalorien Tagesbedarf

Lebensmittel und ihre Aufteilung	Monatsration	Kalorien		Hauptnährstoffe			Mineralstoffe			Vitamine				
		in 100 g Subst.	im Monat	Eiweiß	Fett	Kohlenhydrate	Calcium	Phosphor	Eisen	A	B$_1$	B$_2$	Nic.-amid	C
	g			g	g	g	mg	mg	mg	I. E.	mg	mg	mg	mg
Ernährungs-Soll je Tag:			102000 (=tgl. 3400)	80	80	568	1000	1200	12	2500	2,00	1,80	18,00	125 (75) (50)
Ernährungs-Ist														
A. Noch bewirtschaftete Lebensmittel														
I. Fleisch:														
Grundkarte + C (1350 + 600 g)	1950													
eingeteilt in:														
1. Fleisch .... 950 g														
2. Wurst ....1000 g														
unterteilt in:														
1a) Schwein I .... 600 g		262	1572	94	127	2	60	1200	12	0	3,60	1,50	33,00	0
b) Rind II .... 350 g		219	767	54	58	1	35	700	11	525	0,53	0,88	17,50	0
2a) Leberwurst .... 400 g		211	844	28	78	1	80	600	20	1600	0,36	—	20,00	—
b) Blutwurst .... 400 g		463	1852	56	174	1	80	400	12	1600	0,36	—	20,00	—
c) Mettwurst i. Verh. 1 : 0,75 = 150 g Ware 200 g		478	717	29	64	0	15	300	4	150	0,14	—	7,50	—
Fleisch insgesamt:			5752	261	501	5	270	3200	59	3875	4,99	2,38	98,00	0
II. Fett:														
Grundkarte + C (900 + 550 g)	1450													
ausgegeben in Form von:														
1. Butter .... 725 g		750	5437	5	580	4	109	145	2	24969	0	0	0	0
2. Schlachtfett (Speckbasis) 475 g		714	3392	43	346	0	10	190	—	0	0	0	0	0
3. Margarine .... 250 g		748	1870	1	200	1	37	50	1	0	0	0	0	0
Fett insgesamt:			10699	49	1126	5	156	385	3	24969	0	0	0	0
III. Zucker:														
Grundkarte + C (1200 + 600 g)	1800	410	7380	0	0	1796	—	—	—	0	0	0	0	0
Summe A:			*23831*	*310*	*1627*	*1806*	*426*	*3585*	*62*	*28844*	*4,99*	*2,38*	*98,00*	*0*

Lebensmittel und ihre Aufteilung	Monatsration	Kalorien		Hauptnährstoffe			Mineralstoffe			Vitamine				
		in 100 g Subst.	im Monat	Eiweiß	Fett	Kohlenhydrate	Calcium	Phosphor	Eisen	A	B_1	B_2	Nic.-amid	C
	g			g	g	g	mg	mg	mg	I. E.	mg	mg	mg	mg
B. Frei käufliche Lebensmittel														
Brot: 9 Scheiben tgl.	13 500	251	33 885	850	122	7 142	3 375	27 000	202	0	27,00	9,45	108,00	0
Brötchen: 2 Stück tgl.	3 000	270	8 100	204	15	1 734	300	2 850	45	0	3,00	1,50	27,00	0
26 Werkessen	—	(920)	23 920	765	490	3 990	4 241	19 180	247	113 331	26,52	20,54	246,22	1 266
Nudeln	500	341	1 705	50	4	361	75	650	10	—	2,00	—	—	0
Kartoffeln (ca. 135 g tgl. zusätzlich)	4 000	72	2 880	60	8	628	400	2 400	32	0	4,00	2,80	40,00	280
Gemüse (90 g tgl. zusätzlich)	2 700	i.D.33	891	57	7	144	1 447	1 239	24	48 254	3,19	2,70	8,72	225
Obst (50 g tgl.)	1 500	i.D.62	930	8	—	212	150	200	4	836	0,75	0,75	7,50	105
dazu HO-Käufe														
Käse (Mager-)	1 500	201	3 015	585	41	60	15 750	7 950	8	Spur	0,45	5,40	10,50	Spur
Räucherfisch (Bückling)	1 000	109	1 090	130	60	0	200	2 000	10	8 000	1,20	4,00	0	0
Leberwurst	400	211	844	28	78	1	80	600	20	1 600	0,36	—	20,00	—
Blutwurst	400	463	1 852	56	174	1	80	400	12	1 600	0,36	—	20,00	—
Marmelade	500	282	1 410	4	—	338	100	100	5	833	0,20	0,09	0,84	59
Kunsthonig	500	302	1 510	1	0	367	—	—	—	—	—	—	—	—
Weizenzwieback, feiner	400	387	1 548	50	18	288	120	200	4	—	0,40	0,20	3,60	0
Summe B:			83 580	2 848	1017	15 266	26 318	64 769	622	174 454	69,43	47,43	492,38	1935
Summe A + B:			107 411	3 158	2 644	17 072	26 744	68 354	684	203 298	74,42	49,81	590,38	1 935
je Tag:			3 580	105	88	569	892	2 278	23	6 777	2,48	1,66	19,68	65
nach Abzug von 5 % Ausnutzungsverlust:			102 040	2 999	2 512	16 219	25 406	64 918	649	193 134	70,70	47,34	560,86	1 838
Ernährungs-Ist je Tag:			3 401	100	84	541	847	2 164	22	6 438	2,36	1,58	18,70	61

Wichtige Verhältniswerte:

Eiweiß zu Fett zu Kohlenhydraten = täglich 100 g : 84 g : 541 g oder 410 kcal. : 781 kcal. : 2218 kcal. oder 12 kcal. % : 23 kcal. % : 65 kcal. %

Animalisches Eiweiß zu vegetabilischem Eiweiß = täglich 44 g : 56 g oder 44 % : 56 % (Prozentwerte im Verhältnis zum Istanfall von 100 g)

Animalisches Eiweiß zu vegetabilischem Eiweiß = täglich 44 g : 56 g oder 55 % : 70 % (Prozentwerte im Verhältnis zum Ernährungssoll von 80 g)

Ernährungsbilanz für einen Schwerarbeiter auf der Basis von 3900 Kalorien Tagesbedarf

Lebensmittel und ihre Aufteilung	Monats-ration	Kalorien		Hauptnährstoffe			Mineralstoffe			Vitamine				
		in 100 g Subst.	im Monat	Eiweiß	Fett	Kohlen-hydrate	Calcium	Phos-phor	Eisen	A	B_1	B_2	Nic.-amid	C
	g			g	g	g	mg	mg	mg	I. E.	mg	mg	mg	mg
Ernährungs-Soll je Tag:			117000 (=tgl. 3900)	90	90	657	1000	1200	12	2500	2,00	1,80	18,00	125 (75) (50)
Ernährungs-Ist														
A. Noch bewirtschaftete Lebensmittel														
I. Fleisch:														
Grundkarte + C (1350 + 600 g)	1950													
eingeteilt in														
1. Fleisch .... 950 g														
2. Wurst ....1000 g														
unterteilt in:														
1a) Schwein I .... 600 g		262	1572	94	127	2	60	1200	12	0	3,60	1,50	33,00	0
b) Rind II .... 350 g		219	767	54	58	1	35	700	11	525	0,53	0,88	17,50	0
2a) Leberwurst .... 400 g		211	844	28	78	1	80	600	20	1600	0,36	—	20,00	—
b) Blutwurst .... 400 g		463	1852	56	174	1	80	400	12	1600	0,36	—	20,00	—
c) Mettwurst i. Verh. 1 : 0,75 = 150 g Ware 200 g		478	717	29	64	0	15	300	4	150	0,14	—	7,50	—
Fleisch insgesamt:			*5752*	261	501	5	270	3200	59	3875	4,99	2,38	98,00	0
II. Fett:														
Grundkarte + C (900 + 550 g)	1450													
ausgegeben in Form von:														
1. Butter............... 725 g		750	5437	5	580	4	109	145	2	24969	0	0	0	0
2. Schlachtfett(Speckbasis) 475 g		714	3392	43	346	0	10	190	—	0	0	0	0	0
3. Margarine............ 250 g		748	1870	1	200	1	37	50	1	0	0	0	0	0
Fett insgesamt:			10699	49	1126	5	156	385	3	24969	0	0	0	0
III. Zucker:														
Grundkarte + C (1200 + 600 g)	1800	410	7380	0	0	1796	—	—	—	0	0	0	0	0
Summe A:			*23831*	*310*	*1627*	*1806*	*426*	*3585*	*62*	*28844*	*4,99*	*2,38*	*98,00*	*0*

Lebensmittel und ihre Aufteilung	Monatsration	Kalorien in 100 g Subst.	Kalorien im Monat	Hauptnährstoffe Eiweiß	Hauptnährstoffe Fett	Hauptnährstoffe Kohlenhydrate	Mineralstoffe Calcium	Mineralstoffe Phosphor	Mineralstoffe Eisen	Vitamine A	Vitamine B₁	Vitamine B₂	Vitamine Nic.-amid	Vitamine C
	g			g	g	g	mg	mg	mg	I. E.	mg	mg	mg	mg
B. Frei käufliche Lebensmittel														
Brot: 12 Scheiben tgl.	18000	251	45180	1134	162	9522	4500	36000	270	0	36,00	12,60	144,00	0
Brötchen: 2 Stück tgl.	3000	270	8100	204	15	1734	300	2850	45	0	3,00	1,50	27,00	0
26 Werkessen	—	(920)	23920	765	490	3990	4241	19180	247	113331	26,52	20,54	246,22	1266
Nudeln	500	341	1705	50	4	361	75	650	10	—	2,00	—	—	0
Haferflocken	500	392	1960	82	28	332	50	300	10	0	1,00	0,50	—	0
Erbsen	500	330	1650	117	9	263	400	2000	25	3335	2,00	1,13	12,00	0
Kartoffeln (ca. 135 g tgl. zusätzlich)	4000	72	2880	60	8	628	400	2400	32	0	4,00	2,80	40,00	280
Gemüse (90 g tgl. zusätzlich)	2700	i.D.33	891	57	7	144	1447	1239	24	48254	3,19	2,70	8,72	225
Obst (50 g tgl.)	1500	i.D.62	930	8	—	212	150	200	4	836	0,75	0,75	7,50	105
dazu HO-Käufe														
Käse (Mager-)	1500	201	3015	585	41	60	15750	7950	8	Spur	0,45	5,40	10,50	Spur
Räucherfisch (Bückling)	1000	109	1090	130	60	0	200	2000	10	8000	1,20	4,00	0	0
Leberwurst	600	211	1266	41	117	2	120	900	30	2400	0,54	—	30,00	—
Blutwurst	500	463	2315	69	218	1	100	500	15	2000	0,45	—	25,00	—
Marmelade	500	282	1410	4	—	338	100	100	5	833	0,20	0,09	0,84	59
Kunsthonig	500	302	1510	1	0	367	—	—	—	—	—	—	—	—
Rettich oder Zwiebel	100	i.D.44	44	2	0	9	75	55	1	0	0,30	Spur	0	7
Weizenkleingebäck	500	290	1450	48	5	290	150	250	5	—	0,50	0,25	4,50	0
Summe B:			*99316*	*3357*	*1164*	*18253*	*28058*	*76574*	*741*	*178989*	*82,10*	*52,26*	*556,28*	*1942*
Summe A + B:			123147	3667	2791	20059	28484	80159	803	207833	87,09	54,67	654,28	1942
je Tag:			4105	122	93	669	950	2672	27	6928	2,90	1,82	21,81	65
nach Abzug von 5% Ausnutzungsverlust:			116990	3483	2652	19056	27060	76152	763	197442	82,74	51,93	621,57	1845
Ernährungs-Ist je Tag:			3900	116	88	635	902	2538	25	6581	2,75	1,73	20,72	62

Wichtige Verhältniswerte:

Eiweiß zu Fett zu Kohlenhydraten = täglich 116 g : 88 g : 635 g oder 476 kcal. : 818 kcal. : 2604 kcal oder 12 kcal.% : 21 kcal.% : 67 kcal.%

Animalisches Eiweiß zu vegetabilischem Eiweiß = täglich 45 g : 71 g oder 39% : 61% (Prozentwerte im Verhältnis zum Istanfall von 116 g)

Animalisches Eiweiß zu vegetabilischem Eiweiß = täglich 45 g : 71 g oder 50% : 79% (Prozentwerte im Verhältnis zum Ernährungssoll von 90 g)

Ernährungsbilanz für einen Schwerstarbeiter auf der Basis von 4200 Kalorien Tagesbedarf

Lebensmittel und ihre Aufteilung	Monatsration	Kalorien		Hauptnährstoffe			Mineralstoffe			Vitamine				
		in 100 g Subst.	im Monat	Eiweiß	Fett	Kohlenhydrate	Calcium	Phosphor	Eisen	A	B_1	B_2	Nic.-amid	C
	g			g	g	g	mg	mg	mg	I. E.	mg	mg	mg	mg
Ernährungs-Soll je Tag:			126000 (=tgl. 4200)	100	100	697	1000	1200	12	2500	2,00	1,80	18,00	125 (75) (50)
Ernährungs-Ist														
A. Noch bewirtschaftete Lebensmittel														
I. Fleisch:														
Grundkarte + C (1350 + 600 g)	1950													
eingeteilt in:														
1. Fleisch .... 950 g														
2. Wurst ....1000 g														
unterteilt in:														
1a) Schwein I .... 600 g		262	1572	94	127	2	60	1200	12	0	3,60	1,50	33,00	0
b) Rind II .... 350 g		219	767	54	58	1	35	700	11	525	0,53	0,88	17,50	0
2a) Leberwurst .... 400 g		211	844	28	78	1	80	600	20	1600	0,36	—	20,00	—
b) Blutwurst .... 400 g		463	1852	56	174	1	80	400	12	1600	0,36	—	20,00	—
c) Mettwurst i. Verh. 1 : 0,75 = 150 g Ware 200 g		478	717	29	64	0	15	300	4	150	0,14	—	7,50	—
Fleisch insgesamt:			5752	261	501	5	270	3200	59	3875	4,99	2,38	98,00	0
II. Fett:														
Grundkarte + C (900 + 550 g)	1450													
ausgegeben in Form von:														
1. Butter.............. 725 g		750	5437	5	580	4	109	145	2	24969	0	0	0	0
2. Schlachtfett(Speckbasis) 475 g		714	3392	43	346	0	10	190	—	0	0	0	0	0
3. Margarine............ 250 g		748	1870	1	200	1	37	50	1	0	0	0	0	0
Fett insgesamt:			10699	49	1126	5	156	385	3	24969	0	0	0	0
III. Zucker:														
Grundkarte + C (1200 + 600 g)	1800	410	7380	0	0	1796	—	—	—	0	0	0	0	0
Summe A:			*23831*	*310*	*1627*	*1806*	*426*	*3585*	*62*	*28844*	*4,99*	*2,38*	*98,00*	*0*

Lebensmittel und ihre Aufteilung	Monatsration	Kalorien		Hauptnährstoffe			Mineralstoffe			Vitamine				
		in 100 g Subst.	im Monat	Eiweiß	Fett	Kohlenhydrate	Calcium	Phosphor	Eisen	A	B_1	B_2	Nic.-amid	C
	g			g	g	g	mg	mg	mg	I. E.	mg	mg	mg	mg
B. Frei käufliche Lebensmittel														
Brot: 13 Scheiben tgl.	19500	251	48945	1229	176	10315	4875	39000	292	0	39,00	13,65	156,00	0
Brötchen: 2 Stück tgl.	3000	270	8100	204	15	1734	300	2850	45	0	3,00	1,50	27,00	0
26 Werkessen	—	(920)	23920	765	490	3990	4241	19180	247	113331	26,52	20,54	246,22	1266
Nudeln	1000	341	3410	100	7	722	150	1300	20	—	4,00	—	—	0
Haferflocken	500	392	1960	82	28	332	50	300	10	0	1,00	0,50	—	0
Erbsen	500	330	1650	117	9	263	400	2000	25	835	2,00	1,25	12,00	0
Kartoffeln (ca. 175 g tgl. zusätzlich)	5200	72	3744	78	10	816	520	3120	42	0	5,20	3,64	52,00	364
Gemüse (90 g tgl. zusätzlich)	2700	i.D.33	891	57	7	144	1447	1239	24	48254	3,19	2,70	8,72	225
Obst (50 g tgl.)	1500	i.D.62	930	8	—	212	150	200	4	836	0,75	0,75	7,50	105
dazu HO-Käufe														
Käse (Mager-)	1500	201	3015	585	41	60	15750	7950	8	Spur	0,45	5,40	10,50	Spur
Räucherfisch (Bückling)	1000	109	1090	130	60	0	200	2000	10	8000	1,20	4,00	0	0
Leberwurst	500	211	1055	34	98	2	100	750	25	2000	0.45	—	25,00	—
Blutwurst	500	463	2315	69	218	1	100	500	15	2000	0,45	—	25,00	—
Butter	250	750	1875	2	200	2	37	50	1	7500	0	0	0	0
Margarine	500	748	3740	2	400	2	75	100	1	0	0	0	0	0
Marmelade	500	282	1410	4	—	338	100	100	5	833	0,20	0,09	0,84	59
Kunsthonig	250	302	755	1	0	184	—	—	—	—	—	—	—	—
Summe B:			*108805*	*3467*	*1759*	*19117*	*28495*	*80639*	*774*	*183589*	*87,41*	*54,02*	*570,78*	*2019*
Summe A + B:			132636	3777	3386	20923	28921	84224	836	212433	92,40	56,40	668,78	2019
je Tag:			4421	126	113	697	964	2807	28	7081	3,08	1,88	22,29	67
nach Abzug von 5% Ausnutzungsverlust:			126004	3588	3217	19877	27475	80013	794	201812	87,78	53,58	635,34	1918
Ernährungs-Ist je Tag:			4200	120	107	663	916	2667	26	6727	2,93	1,79	21,18	64

Wichtige Verhältniswerte:

Eiweiß zu Fett zu Kohlenhydraten = täglich 120 g : 107 g : 663 g oder 492 kcal. : 995 kcal. : 2718 kcal. oder 12 kcal. % : 24 kcal. % : 64 kcal. %

Animalisches Eiweiß zu vegetabilischem Eiweiß = täglich 45 g : 75 g oder 38 % : 62 % (Prozentwerte im Verhältnis zum Istanfall von 120 g)

Animalisches Eiweiß zu vegetabilischem Eiweiß = täglich 45 g : 75 g oder 45 % : 75 % (Prozentwerte im Verhältnis zum Ernährungssoll von 100 g)

Ernährungsbilanz für einen Schwerstarbeiter auf der Basis von 4500 Kalorien Tagesbedarf

Lebensmittel und ihre Aufteilung	Monatsration	Kalorien		Hauptnährstoffe			Mineralstoffe			Vitamine				
		in 100 g Subst.	im Monat	Eiweiß	Fett.	Kohlenhydrate	Calcium	Phosphor	Eisen	A	B_1	B_2	Nic.-amid	C
	g			g	g	g	mg	mg	mg	I. E.	mg	mg	mg	mg
Ernährungs-Soll je Tag:			135000 (= tgl. 4500)	110	110	738	1000	1200	12	2500	2,00	1,80	18,00	125 (75) (50)
Ernährungs-Ist														
A. Noch bewirtschaftete Lebensmittel														
I. Fleisch:														
Grundkarte + B (1350 + 600 g)	1950													
eingeteilt in:														
1. Fleisch .... 950 g														
2. Wurst ....1000 g														
unterteilt in:														
1a) Schwein I .... 600 g		262	1572	94	127	2	60	1200	12	0	3,60	1,50	33,00	0
Rind II .... 350 g		219	767	54	58	1	35	700	11	525	0,53	0,88	17,50	0
2a) Leberwurst .... 400 g		211	844	28	78	1	80	600	20	1600	0,36	—	20,00	—
b) Blutwurst .... 400 g		463	1852	56	174	1	80	400	12	1600	0,36	—	20,00	—
c) Mettwurst i. Verh. 1 : 0,75 = 150 g Ware 200 g		478	717	29	64	0	15	300	4	150	0,14	—	7,50	—
Fleisch insgesamt:			5752	261	501	5	270	3200	59	3875	4,99	2,38	98,00	0
II. Fett:														
Grundkarte + B (900 + 750 g)	1650													
ausgegeben in Form von:														
1. Butter...............1000 g		750	7500	7	800	8	150	200	2	30000	0	0	0	0
2. Schlachtfett(Speckbasis) 300 g		714	2142	27	218	0	6	120	—	0	0	0	0	0
3. Margarine............ 350 g		748	2618	2	280	1	53	70	1	0	0	0	0	0
Fett insgesamt:			12260	36	1298	9	209	390	3	30000	0	0	0	0
III. Zucker:														
Grundkarte + B (1200 + 600 g)	1800	410	7380	0	0	1796	—	—	—	0	0	0	0	0
Summe A:			*25392*	*297*	*1799*	*1810*	*479*	*3590*	*62*	*33875*	*4,99*	*2,38*	*98,00*	*0*

Lebensmittel und ihre Aufteilung	Monatsration	Kalorien		Hauptnährstoffe			Mineralstoffe			Vitamine				
		in 100 g Subst.	im Monat	Eiweiß	Fett	Kohlenhydrate	Calcium	Phosphor	Eisen	A	B_1	B_2	Nic.-amid	C
	g			g	g	g	mg	mg	mg	I. E.	mg	mg	mg	mg
B. Frei käufliche Lebensmittel														
Brot: 13 Scheiben tägl.	19500	251	48945	1229	176	10315	4875	39000	292	0	39,00	13,65	156,00	0
Brötchen: 2 Stück tgl.	3000	270	8100	204	15	1734	300	2850	45	0	3,00	1,50	27,00	0
26 Werkessen	—	(920)	23920	765	490	3990	4241	19180	247	113331	26,52	20,54	246,22	1266
Nudeln	1000	341	3410	100	7	722	150	1300	20	—	4,00	—	—	0
Haferflocken	1000	392	3920	163	57	663	100	600	20	0	2,00	1,00	—	0
Erbsen	1000	330	3300	234	19	527	800	4000	50	1670	4,00	2,50	24,00	0
Kartoffeln (ca. 175 g tgl. zusätzlich)	5200	72	3744	78	10	816	520	3120	42	0	5,20	3,64	52,00	364
Gemüse (90 g tgl. zusätzlich)	2700	i.D.33	891	57	7	144	1447	1239	24	48254	3,19	2,70	8,72	225
Obst (50 g tgl.)	1500	i.D.62	930	8	—	212	150	200	4	836	0,75	0,75	7,50	105
dazu HO-Käufe														
Käse (Mager-)	1500	201	3015	585	41	60	15750	7950	8	Spur	0,45	5,40	10,50	Spur
Räucherfisch (Bückling)	1500	109	1635	195	90	0	300	3000	15	12000	1,80	6,00	0	0
Leberwurst	600	211	1266	41	117	2	120	900	30	2400	0,54	—	30,00	—
Blutwurst	600	463	2778	83	262	1	120	600	18	2400	0,54	—	30,00	—
Mettwurst	400	478	1912	78	171	0	40	800	12	400	0,36	—	20,00	—
Butter	300	750	2250	2	240	2	45	60	1	9000	0	0	0	0
Margarine	250	748	1870	1	200	1	37	50	1	0	0	0	0	0
Marmelade	500	282	1410	4	—	338	100	100	5	833	0,20	0,09	0,84	59
Kunsthonig	500	302	1510	1	0	367	—	—	—	—	—	—	—	—
Weizenkleingebäck	500	290	1450	48	5	290	150	250	5	—	0,50	0,25	4,50	0
Eier	6 Stück	87	522	42	37	2	180	660	6	4800	0,34	1,20	2,40	0
Summe B:			*116778*	*3918*	*1944*	*20186*	*29425*	*85859*	*845*	*195924*	*92,39*	*59,22*	*619,68*	*2019*
Summe A + B:			142170	4215	3743	21996	29904	89449	907	229799	97,38	61,60	717,68	2019
je Tag:			4739	141	125	733	997	2982	30	7660	3,25	2,05	23,92	67
nach Abzug von 5% Ausnutzungsverlust:			135063	4004	3556	20896	28409	84977	860	218309	92,51	58,54	681,80	1918
Ernährungs-Ist je Tag:			4502	134	119	697	947	2833	29	7277	3,09	1,95	22,73	64

Wichtige Verhältniswerte:

Eiweiß zu Fett zu Kohlenhydraten = täglich 134 g : 119 g : 697 g oder 549 kcal. : 1107 kcal. : 2858 kcal. oder 12 kcal.% : 25 kcal.% : 63 kcal.%

Animalisches Eiweiß zu vegetabilischem Eiweiß = täglich 51 g : 83 g oder 38 % : 62 % (Prozentwerte im Verhältnis zum Istanfall von 134 g)

Animalisches Eiweiß zu vegetabilischem Eiweiß = täglich 51 g : 83 g oder 46 % : 76 % (Prozentwerte im Verhältnis zum Ernährungssoll von 110 g)

Ernährungsbilanz für einen Schwerstarbeiter auf der Basis von 5000 Kalorien Tagesbedarf

Lebensmittel und ihre Aufteilung	Monatsration	Kalorien		Hauptnährstoffe			Mineralstoffe			Vitamine				
		in 100 g Subst.	im Monat	Eiweiß	Fett	Kohlenhydrate	Calcium	Phosphor	Eisen	A	B_1	B_2	Nic.-amid	C
	g			g	g	g	mg	mg	mg	I. E	mg	mg	mg	mg
Ernährungs-Soll je Tag:			**150000 (=tgl. 5000)**	**120**	**130**	**804**	**1000**	**1200**	**12**	**2500**	**2,00**	**1,80**	**18,00**	**125 (75) (50)**
Ernährungs-Ist														
A. Noch bewirtschaftete Lebensmittel														
I. Fleisch:														
Grundk. + A (1350 + 1200 g)	2550													
eingeteilt in:														
1. Fleisch ....1200 g														
2. Wurst ....1350 g														
unterteilt in:														
1a. Schwein I............ 800 g		262	2096	125	170	2	80	1600	16	0	4,80	2,00	44,00	0
b) Rind II .... 400 g		219	876	62	66	1	40	800	12	600	0,60	1,00	20,00	0
2a) Leberwurst .... 400 g		211	844	28	78	1	80	600	20	1600	0,36	—	20,00	—
b) Blutwurst .... 500 g		463	2315	70	218	1	100	500	15	2000	0,45	—	25,00	—
c) Mettwurst i. Verh. 1:0,75 = 337,5 g Ware 450 g		478	1613	65	144	0	34	675	10	338	0,30	—	16,88	—
Fleisch insgesamt:			7744	350	676	5	334	4175	73	4538	6,51	3,00	125,88	0
II. Fett:														
Grundkarte + A (900 + 900 g)	1800													
ausgegeben in Form von:														
Butter ....1800 g		750	13500	13	1440	14	270	360	4	54000	0	0	0	0
III. Zucker:														
Grundkarte + A (1200 + 600 g)	1800	410	7380	0	0	1796	—	—	—	0	0	0	0	0
Summe A:			*28624*	*363*	*2116*	*1815*	*604*	*4535*	*77*	*58538*	*6,51*	*3,00*	*125,88*	*0*

Lebensmittel und ihre Aufteilung	Monatsration	Kalorien		Hauptnährstoffe			Mineralstoffe			Vitamine				
		in 100 g Subst.	im Monat	Eiweiß	Fett	Kohlenhydrate	Calcium	Phosphor	Eisen	A	B_1	B_2	Nic.-amid	C
	g			g	g	g	mg	mg	mg	I. E.	mg	mg	mg	mg
B. Frei käufliche Lebensmittel														
Brot: 14 Scheiben tgl.	21000	251	52710	1323	189	11109	5250	42000	315	0	42,00	14,70	168,00	0
Brötchen: 2 Stück tgl.	3000	270	8100	204	15	1734	300	2850	45	0	3,00	1,50	27,00	0
26 Werkessen	—	(920)	23920	765	490	3990	4241	19180	247	113331	26,52	20,54	246,22	1266
Nudeln	1000	341	3410	100	7	722	150	1300	20	—	4,00	—	—	0
Haferflocken	1000	392	3920	163	57	663	100	600	20	0	2,00	1,00	—	0
Erbsen	1000	330	3300	234	19	527	800	4000	50	1670	4,00	2,50	24.00	0
Grieß	500	352	1760	47	1	380	75	450	5	2000	—	—	—	—
Kartoffeln (ca. 335 g tgl. zusätzlich)	10000	72	7200	150	20	1570	1000	6000	80	0	10,00	7,00	100,00	700
Gemüse (90 g tgl. zusätzlich)	2700	i.D.33	891	57	7	144	1447	1239	24	48254	3,19	2,70	8,72	225
Obst (50 g tgl.)	1500	i.D.62	930	8	—	212	150	200	4	836	0,75	0,75	7,50	105
Marmelade	750	282	2115	6	—	508	150	150	8	1250	0,30	0.14	1,26	89
Kunsthonig	500	302	1510	1	0	367	—	—	—	—	—	—	—	—
dazu HO-Käufe														
Käse (Mager-)	1500	201	3015	585	41	60	15750	7950	8	Spur	0,45	5,40	10,50	Spur
Quark	500	90	450	88	1	21	1500	1750	2	—	0,15	0,39	1,00	—
Räucherfisch (Bückling)	1500	109	1635	195	90	0	300	3000	15	12000	1,80	6,00	0	0
Leberwurst	600	211	1266	41	117	2	120	900	30	2400	0,54	—	30,00	—
Blutwurst	600	463	2778	83	262	1	120	600	18	2400	0,54	—	30,00	—
Mettwurst	400	478	1912	78	171	0	40	800	12	400	0,36	—	20,00	—
Butter	300	750	2250	2	240	2	45	60	1	9000	0	0	0	0
Margarine	750	748	5610	4	600	3	113	150	1	0	0	0	0	0
Eier	7 Stück	87	609	49	43	2	210	770	7	5600	0,40	1,40	2,80	0
Summe B:			*129291*	*4183*	*2370*	*22017*	*31861*	*93949*	*912*	*199141*	*100,00*	*64,02*	*677,00*	*2385*
Summe A + B:			157915	4546	4486	23832	32465	98484	989	257679	106,51	67,02	802,88	2385
je Tag:			5264	152	150	794	1082	3283	33	8589	3,55	2,23	26,76	80
Nach Abzug von 5 % Ausnutzungsverlust:			150019	4318	4261	22640	30841	93560	940	244795	101,18	63,67	762,74	2265
Ernährungs-Ist je Tag:			5000	144	142	755	1028	3119	31	8160	3,38	2,12	25,42	76

Wichtige Verhältniswerte:

Eiweiß zu Fett zu Kohlenhydraten = täglich 144 g : 142 g : 755 g oder 590 kcal. : 1321 kcal. : 3096 kcal. oder 12 kcal. % : 26 kcal. % : 62 kcal. %

Animalisches Eiweiß zu vegetabilischem Eiweiß = täglich 56 g : 88 g oder 39 % : 61 % (Prozentwerte im Verhältnis zum Istanfall von 144 g)

Animalisches Eiweiß zu vegetabilischem Eiweiß = täglich 56 g : 88 g oder 47 % : 73 % (Prozentwerte im Verhältnis zum Ernährungssoll von 120 g)

Ernährungsbilanz für eine weibliche Bürokraft auf der Basis von 2200 Kalorien Tagesbedarf

Lebensmittel und ihre Aufteilung	Monatsration	Kalorien		Hauptnährstoffe			Mineralstoffe			Vitamine				
		in 100 g Subst.	im Monat	Eiweiß	Fett	Kohlenhydrate	Calcium	Phosphor	Eisen	A	B_1	B_2	Nic.-amid	C
	g			g	g	g	mg	mg	mg	I. E.	mg	mg	mg	mg
Ernährungs-Soll je Tag:			66 000 (=tgl. 2200)	60	50	363	1 000	1 200	12	2500	1,50	1,80	15,00	125 (75) (50)
Ernährungs-Ist														
A. Noch bewirtschaftete Lebensmittel														
I. Fleisch:														
Grundkarte + E (1350 + 100 g)	1450													
eingeteilt in:														
1. Fleisch .... 800 g														
2. Wurst .... 650 g														
unterteilt in:														
1a) Schwein I .... 600 g		262	1 572	94	127	2	60	1 200	12	0	3,60	1,50	33,00	0
b) Rind II .... 200 g		219	438	31	33	1	20	400	6	300	0,30	0,50	10,00	0
2a) Blutwurst .... 250 g		463	1 158	35	109	1	50	250	8	1000	0,23	—	12,50	—
b) Mettwurst i. Verh. 1 : 0,75 = 300 g Ware 400 g		478	1 434	58	128	0	30	600	9	300	0,27	—	15,00	—
Fleisch insgesamt:			4 602	218	397	4	160	2 450	35	1600	4,40	2,00	70,50	0
II. Fett:														
Grundkarte + E (900 + 30 g)	930													
ausgegeben in Form von:														
1. Butter.............. 200 g		750	1 500	1	160	2	30	40	0	6000	0	0	0	0
2. Schlachtfett(Speckbasis) 330 g		714	2 356	30	240	0	7	132	—	0	0	0	0	0
3. Margarine............ 400 g		748	2 992	2	320	2	60	80	1	0	0	0	0	0
Fett insgesamt:			6 848	33	720	4	97	252	1	6000	0	0	0	0
III. Zucker:														
Grundkarte + E (1200 + 150 g)	1350	410	5 535	0	0	1347	—	—	—	0	0	0	0	0
Summe A:			*16 985*	*251*	*1117*	*1355*	*257*	*2 702*	*36*	*7600*	*4,40*	*2,00*	*70,50*	*0*

Lebensmittel und ihre Aufteilung	Monatsration	Kalorien		Hauptnährstoffe			Mineralstoffe			Vitamine				
		in 100 g Subst.	im Monat	Eiweiß	Fett	Kohlenhydrate	Calcium	Phosphor	Eisen	A	B_1	B_2	Nic.-amid	C
	g			g	g	g	mg	mg	mg	I. E.	mg	mg	mg	mg
B. Frei käufliche Lebensmittel														
Brot: 6 Scheiben tgl.	9000	251	22590	567	81	4761	2250	18000	135	—	18,00	6,30	72,00	—
Brötchen: 1 Stück tgl.	1500	270	4050	102	8	867	150	1425	23	—	1,50	0,75	13,50	—
Nudeln	250	341	853	25	2	180	37	325	5	—	1,00	—	—	0
26 Mittagessen	—	(750)	19500	665	229	3614	7028	16237	219	170973	21,06	18,98	230,62	881
Kartoffeln (ca. 67 g tgl. zusätzlich)	2000	72	1440	30	4	314	200	1200	16	0	2,00	1,40	20,00	140
Gemüse (60 g tgl. zusätzlich)	1800	i.D.33	594	37	5	97	965	826	16	32170	2,16	1,80	5,76	150
Obst (50 g tgl.)	1500	i.D.62	930	8	—	212	150	200	4	836	0,75	0,75	7,50	105
dazu HO-Käufe														
Käse (Mager-)	750	201	1508	293	20	30	7875	3975	4	Spur	0,23	2,70	5,25	Spur
Mettwurst	250	478	1195	48	107	0	25	500	7	250	0,23	—	12,50	—
Räucherfisch (Bückling)	250	109	273	32	15	0	50	500	2	2000	0,30	1,00	0	0
Summe B:			*52933*	*1807*	*471*	*10075*	*18730*	*43188*	*431*	*206229*	*47,23*	*33,68*	*367,13*	*1276*
Summe A + B:			69918	2058	1588	11430	18987	45890	467	213829	51,63	35,68	437,63	1276
je Tag:			2331	69	53	381	633	1530	16	7128	1,72	1,19	14,59	43
nach Abzug von 5% Ausnutzungsverlust:			66423	1955	1509	10858	18037	43596	443	203137	49,05	33,90	415,75	1212
Ernährungs-Ist je Tag:			2214	65	50	362	601	1453	15	6771	1,63	1,13	13,86	40

Wichtige Verhältniswerte:

Eiweiß zu Fett zu Kohlenhydraten = täglich 65 g : 50 g : 362 g oder 267 kcal. : 465 kcal. : 1484 kcal. oder 12 kcal. % : 21 kcal. % : 67 kcal. %

Animalisches Eiweiß zu vegetabilischem Eiweiß = täglich 24 g : 41 g oder 37 % : 63 % (Prozentwerte im Verhältnis zum Istanfall von 65 g)

Animalisches Eiweiß zu vegetabilischem Eiweiß = täglich 24 g : 41 g oder 40 % : 68 % (Prozentwerte im Verhältnis zum Ernährungssoll von 60 g)

Ernährungsbilanz für eine weibl. Bürokraft mit zusätzlich zweistündiger Hausarbeit auf der Basis von 2400 Kalorien Tagesbedarf

Lebensmittel und ihre Aufteilung	Monatsration	Kalorien		Hauptnährstoffe			Mineralstoffe			Vitamine				
		in 100 g Subst.	im Monat	Eiweiß	Fett	Kohlenhydrate	Calcium	Phosphor	Eisen	A	B_1	B_2	Nic.-amid	C
	g			g	g	g	mg	mg	mg	I. E.	mg	mg	mg	mg
Ernährungs-Soll je Tag:			72000 (=tgl. 2400)	60	55	401	1000	1200	12	2500	1,50	1,80	15,00	125 (75) (50)
Ernährungs-Ist														
A. Noch bewirtschaftete Lebensmittel														
I. Fleisch:														
Grundkarte + E (1350 + 100 g)	1450													
eingeteilt in:														
1. Fleisch .... 800 g														
2. Wurst .... 650 g														
unterteilt in														
1a) Schwein I .... 600 g		262	1572	94	127	2	60	1200	12	0	3,60	1,50	33,00	0
b) Rind II .... 200 g		219	438	31	33	1	20	400	6	300	0,30	0,50	10,00	0
2a) Blutwurst .... 250 g		463	1158	35	109	1	50	250	8	1000	0,23	—	12,50	—
b) Mettwurst i. Verh. 1 : 0,75 = 300 g Ware 400 g		478	1434	58	128	0	30	600	9	300	0,27	—	15,00	—
Fleisch insgesamt:			4602	218	397	4	160	2450	35	1600	4,40	2,00	70,50	0
II. Fett:														
Grundkarte + E (900 + 30 g)	930													
ausgegeben in Form von:														
1. Butter............... 200 g		750	1500	1	160	2	30	40	0	6000	0	0	0	0
2. Schlachtfett(Speckbasis) 330 g		714	2356	30	240	0	7	132	—	0	0	0	0	0
3. Margarine............ 400 g		748	2992	2	320	2	60	80	1	0	0	0	0	0
Fett insgesamt:			6848	33	720	4	7	252	1	6000	0	0	0	0
III. Zucker:														
Grundkarte + E (1200 + 150 g)	1350	410	5535	0	0	1347	—	—	—	0	0	0	0	0
Summe A:			*16985*	*251*	*1117*	*1355*	*257*	*2702*	*36*	*7600*	*4,40*	*2,00*	*70,50*	*0*

Lebensmittel und ihre Aufteilung	Monatsration	Kalorien		Hauptnährstoffe			Mineralstoffe			Vitamine				
		in 100 g Subst.	im Monat	Eiweiß	Fett	Kohlenhydrate	Calcium	Phosphor	Eisen	A	B_1	B_2	Nic.-amid	C
	g			g	g	g	mg	mg	mg	I. E.	mg	mg	mg	mg
B. Frei käufliche Lebensmittel														
Brot: 7 Scheiben tgl.	10500	251	26355	661	95	5554	2625	21000	157	0	21,00	7,35	84,00	0
Brötchen: 1 Stück tgl.	1500	270	4050	102	8	867	150	1425	23	0	1,50	0,75	13,50	0
26 Werkessen	—	(750)	19500	665	229	3614	7028	16237	219	170973	21,06	18,98	230,62	881
Kartoffeln (ca. 67 g tgl. zusätzlich)	2000	72	1440	30	4	314	200	1200	16	0	2,00	1,40	20,00	140
Gemüse (60 g tgl. zusätzlich)	1800	i.D.33	594	37	5	97	965	826	16	32170	2,16	1,80	5,76	150
Obst (50 g tgl.)	1500	i.D.62	930	8	—	212	150	200	4	836	0,75	0,75	7,50	105
dazu HO-Käufe														
Käse (Mager-)	900	201	1809	351	24	36	9450	4770	5	Spur	0,27	3,24	6,30	Spur
Leberwurst	400	211	844	28	78	1	80	600	20	1600	0,36	—	20,00	—
Mettwurst	150	478	717	29	64	0	15	300	4	150	0,14	0	7,50	—
Margarine	250	748	1870	1	200	1	37	50	1	0	0	0	0	0
Weizenkleingebäck	250	290	725	24	3	145	75	125	2	—	0,25	0,13	2,25	0
Summe B:			*58834*	*1936*	*710*	*10841*	*20775*	*46733*	*467*	*205729*	*49,49*	*34,40*	*397,43*	*1276*
Summe A + B:			75819	2187	1827	12196	21032	49435	503	213329	53,89	36,40	467,93	1276
je Tag:			2527	73	61	407	701	1648	17	7111	1,80	1,21	15,60	43
Nach Abzug von 5% Ausnutzungsverlust:			72028	2078	1736	11586	19980	46963	477	202663	51,20	34,58	444,53	1212
Ernährungs-Ist je Tag:			2401	69	58	386	666	1565	16	6755	1,71	1,15	14,82	40

Wichtige Verhältniswerte:

Eiweiß zu Fett zu Kohlenhydraten = täglich 69 g : 58 g : 386 g oder 283 kcal. : 539 kcal. : 1583 kcal. oder 12 kcal.% : 22 kcal.% : 66 kcal.%

Animalisches Eiweiß zu vegetabilischem Eiweiß = täglich 25 g : 44 g oder 36% : 64% (Prozentwerte im Verhältnis zum Istanfall von 69 g)

Animalisches Eiweiß zu vegetabilischem Eiweiß = täglich 25 g : 44 g oder 42% : 73% (Prozentwerte im Verhältnis zum Ernährungssoll von 60 g)

Ernährungsbilanz für eine Hausfrau auf der Basis von 2800 Kalorien Tagesbedarf

Lebensmittel und ihre Aufteilung	Monatsration	Kalorien		Hauptnährstoffe			Mineralstoffe			Vitamine				
		in 100 g Subst.	im Monat	Eiweiß	Fett	Kohlenhydrate	Calcium	Phosphor	Eisen	A	B_1	B_2	Nic.-amid	C
	g			g	g	g	mg	mg	mg	I. E.	mg	mg	mg	mg
Ernährungs-Soll je Tag:			84000 (=tgl. 2800)	70	60	477	1000	1200	12	2500	1,50	1,80	15,00	125 (75) (50)
Ernährungs-Ist														
A. Noch bewirtschaftete Lebensmittel														
I. Fleisch:														
Grundkarte (1350 g)	1350													
eingeteilt in:														
1. Fleisch .... 750 g														
2. Wurst .... 600 g														
unterteilt in:														
1a) Schwein I .... 500 g		262	1310	78	106	1	50	1000	10	0	3,00	1,25	27,50	0
b) Rind II .... 250 g		219	548	39	42	1	25	500	8	375	0,38	0,63	12,50	0
2a) Leberwurst .... 300 g		211	633	21	59	1	60	450	15	1200	0,27	—	15,00	—
b) Blutwurst .... 300 g		463	1389	42	131	1	60	300	9	1200	0,27	—	15,00	—
Fleisch insgesamt:			3880	180	338	4	195	2250	42	2775	3,92	1,88	70,00	0
II. Fett:														
Grundkarte (900 g)	900													
ausgegeben in Form von:														
1. Butter.............. 150 g	•	750	1125	1	120	1	23	30	0	5166	0	0	0	0
2. Margarine............ 450 g		748	3366	2	360	2	68	90	1	0	0	0	0	0
3. Schlachtfett(Speckbasis) 300 g		714	2142	27	218	0	6	120	—	0	0	0	0	0
Fett insgesamt:			6633	30	698	3	97	240	1	5166	0	0	0	0
III. Zucker:														
Grundkarte (1200 g)	1200	410	4920	0	0	1198	—	—	—	0	0	0	0	0
Summe A:			*15433*	*210*	*1036*	*1205*	*292*	*2490*	*43*	*7941*	*3,92*	*1,88*	*70,00*	0

Lebensmittel und ihre Aufteilung	Monatsration	Kalorien		Hauptnährstoffe			Mineralstoffe			Vitamine				
		in 100 g Subst.	im Monat	Eiweiß	Fett	Kohlenhydrate	Calcium	Phosphor	Eisen	A	B_1	B_2	Nic.-amid	C
	g			g	g	g	mg	mg	mg	I. E.	mg	mg	mg	mg
B. Frei käufliche Lebensmittel														
Brot: 9 Scheiben tgl.	13500	251	33885	850	122	7142	3375	27000	202	0	27,00	9,45	108,00	0
Brötchen: 2 Stück tgl.	3000	270	8100	204	15	1734	300	2850	45	0	3,00	1,50	27,00	0
30 Mittagessen	—	(500)	15000	456	78	3006	5136	11742	159	148620	18,00	16,50	173,40	1029
Nudeln	250	341	853	25	2	180	37	325	5	—	1,00	—	—	0
Grieß	500	352	1760	47	1	380	75	450	5	2000	—	—	—	—
Kartoffeln (100 g tgl. zusätzlich)	3000	72	2160	45	6	471	300	1800	24	0	3,00	2,10	30,00	210
Gemüse (90 g tgl. zusätzlich)	2700	i.D.33	891	57	7	144	1447	1239	24	48254	3,19	2,70	8,72	225
Obst (50 g tgl.)	1500	i.D.62	930	8	—	212	150	200	4	836	0,75	0,75	7,50	105
Kunsthonig	500	302	1510	1	0	367	—	—	—	—	—	—	—	—
dazu HO-Käufe														
Käse (Mager-)	900	201	1809	351	24	36	9450	4770	5	Spur	0,27	3,24	6,30	Spur
Blutwurst	200	463	926	28	87	0	40	200	6	800	0,18	—	10,00	—
Leberwurst	350	211	739	24	68	1	70	525	17	1400	0,32	—	17,50	—
Margarine	500	748	3740	2	400	2	75	100	1	0	0	0	0	0
Weizenkleingebäck	250	290	725	24	3	145	75	125	2	—	0,25	0,13	2,25	0
Summe B:			*73028*	*2122*	*813*	*13820*	*20530*	*51326*	*499*	*201910*	*56,96*	*36,37*	*390,67*	*1569*
Summe A + B:			88461	2332	1849	15025	20822	53816	542	209851	60,88	38,25	460,67	1569
je Tag:			2949	78	62	501	694	1794	18	6995	2,03	1,28	15,36	52
Nach Abzug von 5% Ausnutzungsverlust:			84038	2216	1756	14274	19781	51126	515	199358	57,84	36,34	437,64	1491
Ernährungs-Ist je Tag:			2801	74	59	476	659	1704	17	6645	1,93	1,21	14,59	50

Wichtige Verhältniswerte:

Eiweiß zu Fett zu Kohlenhydraten = täglich 74 g : 59 g : 476 g oder 303 kcal. : 549 kcal. : 1952 kcal. oder 11 kcal.% : 20 kcal.% : 69 kcal.%

Animalisches Eiweiß zu vegetabilischem Eiweiß = täglich 22 g : 52 g oder 30% : 70% (Prozentwerte im Verhältnis zum Istanfall von 74 g)

Animalisches Eiweiß zu vegetabilischem Eiweiß = täglich 22 g : 52 g oder 31% : 74% (Prozentwerte im Verhältnis zum Ernährungssoll von 70 g)

Ernährungsbilanz für qualifizierte Arbeitskräfte ohne wesentliche physische Anstrengung (Facharbeiter) auf der Basis von 2800 Kalorien Tagesbedarf

Lebensmittel und ihre Aufteilung	Monatsration	Kalorien		Hauptnährstoffe			Mineralstoffe			Vitamine				
		in 100 g Subst.	im Monat	Eiweiß	Fett	Kohlenhydrate	Calcium	Phosphor	Eisen	A	B_1	B_2	Nic.-amid	C
	g			g	g	g	mg	mg	mg	I. E.	mg	mg	mg	mg
Ernährungs-Soll je Tag:			84000 (=tgl. 2800)	70	70	454	1000	1200	12	2500	1,50	1,80	15,00	125 (75) (50)
Ernährungs-Ist														
A. Noch bewirtschaftete Lebensmittel														
I. Fleisch:														
Grundkarte + C (1350 + 600 g)	1950													
eingeteilt in:														
1. Fleisch .... 950 g														
2. Wurst ....1000 g														
unterteilt in:														
1a) Schwein I .... 600 g		262	1572	94	127	2	60	1200	12	0	3,60	1,50	33,00	0
b) Rind II .... 350 g		219	767	54	58	1	35	700	11	525	0,53	0,88	17,50	0
2a) Leberwurst .... 400 g		211	844	28	78	1	80	600	20	1600	0,36	—	20,00	—
b) Blutwurst .... 400 g		463	1852	56	174	1	80	400	12	1600	0,36	—	20,00	—
c) Mettwurst i. Verh. 1 : 0,75 = 150 g Ware 200 g		478	717	29	64	0	15	300	4	150	0,14	—	7,50	—
Fleisch insgesamt:			5752	261	501	5	270	3200	59	3875	4,99	2,38	98,00	0
II. Fett:														
Grundkarte + C (900 + 550 g)	1450													
ausgegeben in Form von:														
1. Butter.............. 725 g		750	5437	5	580	4	109	145	2	24969	0	0	0	0
2. Schlachtfett(Speckbasis) 475 g		714	3392	43	346	0	10	190	—	0	0	0	0	0
3. Margarine............ 250 g		748	1870	1	200	1	37	50	1	0	0	0	0	0
Fett insgesamt:			10699	49	1126	5	156	385	3	24969	0	0	0	0
III. Zucker:														
Grundkarte + C (1200 + 600 g)	1800	410	7380	0	0	1796	—	—	—	0	0	0	0	0
Summe A:			*23831*	*310*	*1627*	*1806*	*426*	*3585*	*62*	*28844*	*4,99*	*2,38*	*98,00*	*0*

Lebensmittel und ihre Aufteilung	Monatsration	Kalorien		Hauptnährstoffe			Mineralstoffe			Vitamine				
		in 100 g Subst.	im Monat	Eiweiß	Fett	Kohlenhydrate	Calcium	Phosphor	Eisen	A	B_1	B_2	Nic.-amid	C
	g			g	g	g	mg	mg	mg	I. E.	mg	mg	mg	mg
B. Frei käufliche Lebensmittel														
Brot: 8 Scheiben tgl.	12000	251	30120	756	108	6348	3000	24000	180	0	24,00	8,40	96,00	0
Brötchen: 1 Stück tgl.	1500	270	4050	102	8	867	150	1425	23	0	1,50	0,75	13,50	0
26 Werkessen	—	(750)	19500	665	229	3614	7028	16237	219	170973	21,06	18,98	230,62	881
Nudeln	500	341	1705	50	4	361	75	650	10	—	2,00	—	—	0
Kartoffeln (ca. 135 g tgl. zusätzlich)	4000	72	2880	60	8	628	400	2400	32	0	4,00	2,80	40,00	280
Gemüse (90 g tägl. zusätzlich)	2700	i.D.33	891	57	7	144	1447	1239	24	48254	3,19	2,70	8,72	225
Obst (50 g tgl.)	1500	i.D.62	930	8	—	212	150	200	4	836	0,75	0,75	7,50	105
dazu HO-Käufe														
Käse (Mager-)	1000	201	2010	390	27	40	10500	5300	5	Spur	0,30	3,60	7,00	Spur
Leberwurst	300	211	633	21	59	1	60	450	15	1200	0,27	—	15,00	—
Blutwurst	400	463	1852	56	174	1	80	400	12	1600	0,36	—	20,00	—
Summe B:			*64571*	*2165*	*624*	*12216*	*22890*	*52301*	*524*	*222863*	*57,43*	*37,98*	*438,34*	*1491*
Summe A + B:			88402	2475	2251	14022	23316	55886	586	251707	62,42	40,36	536,34	1491
je Tag:			2947	83	75	467	777	1863	20	8390	2,08	1,35	17,88	50
nach Abzug von 5% Ausnutzungsverlust:			83982	2350	2138	13320	22150	53092	556	239122	59,30	38,34	509,52	1417
Ernährungs-Ist je Tag:			2800	78	71	444	738	1770	19	7971	1,98	1,28	16,99	47

Wichtige Verhältniswerte:

Eiweiß zu Fett zu Kohlenhydraten = täglich 78 g : 71 g : 444 g oder 320 kcal. : 660 kcal. : 1820 kcal. oder 11 kcal. % : 24 kcal. % : 65 kcal. %

Animalisches Eiweiß zu vegetabilischem Eiweiß = täglich 28 g : 50 g oder 36 % : 64 % (Prozentwerte im Verhältnis zum Istanfall von 78 g)

Animalisches Eiweiß zu vegetabilischem Eiweiß = täglich 28 g : 50 g oder 40 % : 71 % (Prozentwerte im Verhältnis zum Ernährungssoll von 70 g)

Ernährungsbilanz für Kinder von 0 bis 5 Jahren auf der Basis von 1350 Kalorien Tagesbedarf

Lebensmittel und ihre Aufteilung	Monatsration	Kalorien		Hauptnährstoffe			Mineralstoffe			Vitamine				
		in 100 g Subst.	im Monat	Eiweiß	Fett	Kohlenhydrate	Calcium	Phosphor	Eisen	A	B_1	B_2	Nic.-amid	C
	g			g	g	g	mg	mg	mg	I. E.	mg	mg	mg	mg
Ernährungs-Soll je Tag:			40500 (=tgl. 1350)	40	40	198	1000	1000	7	2000	0,75	1,00	8,00	40
Ernährungs-Ist														
A. Noch bewirtschaftete Lebensmittel														
Kinderkarte 0—5														
I. Fleisch:	900													
eingeteilt in:														
1. Fleisch ... 300 g														
2. Wurst ... 600 g														
unterteilt in:														
1a) Schwein I ... 300 g		262	786	47	64	1	30	600	6	0	1,80	0,75	16,50	0
2a) Leberwurst ... 300 g		211	633	21	59	1	60	450	15	1200	0,27	—	15,00	—
b) Mettwurst i. Verh. 1 : 0,75 = 225 g Ware 300 g		478	1076	44	96	0	23	450	7	225	0,20	—	11,25	—
Fleisch insgesamt:			2495	112	219	2	113	1500	28	1425	2,27	0,75	42,75	0
II. Fett:	900													
ausgegeben in Form von:														
Butter ... 900 g		750	6750	6	720	5	135	180	2	30996	0	0	0	0
III. Zucker ...	1600	410	6560	0	0	1597	—	—	—	0	0	0	0	0
IV. Vollmilch: ½ l tgl. ...	15000	57	8550	510	375	720	18000	13500	15	30000	6,00	30,00	45,00	195
Summe A:			*24355*	*628*	*1314*	*2324*	*18248*	*15180*	*45*	*62421*	*8,27*	*30,75*	*87,75*	*195*

Lebensmittel und ihre Aufteilung	Monatsration	Kalorien		Hauptnährstoffe			Mineralstoffe			Vitamine				
		in 100 g Subst.	im Monat	Eiweiß	Fett	Kohlenhydrate	Calcium	Phosphor	Eisen	A	B_1	B_2	Nic.-amid	C
	g			g	g	g	mg	mg	mg	I. E.	mg	mg	mg	mg
B. Frei käufliche Lebensmittel														
Brot: 2 Scheiben tgl.	3000	251	7530	189	27	1587	750	6000	45	—	6,00	2,10	24,00	0
Brötchen: 1 Stück tgl.	1500	270	4050	102	8	867	150	1425	22	—	1,50	0,75	13,50	0
Grieß	1000	352	3520	94	2	759	150	900	10	4000	—	—	—	—
Kartoffeln (75 g tgl.)	2250	72	1620	34	4	353	225	1350	18	0	2,25	1,58	22,50	158
Gemüse (50 g tgl.)	1500	i.D.33	495	32	5	81	804	688	13	26808	1,80	1,50	4,80	125
Obst (40 g tgl.)	1200	i.D.62	744	6	—	169	120	160	3	668	0,60	0,60	6,00	84
dazu HO-Käufe														
Käse (Mager-)	300	201	603	117	8	12	3150	1590	2	Spur	0,09	1,08	2,10	Spur
Summe B:			*18562*	*574*	*54*	*3828*	*5349*	*12113*	*113*	*31476*	*12,24*	*7,61*	*72,90*	*367*
Summe A + B:			42917	1202	1368	6152	23597	27293	158	93897	20,51	38,36	160,65	562
je Tag:			1431	40	46	205	787	910	5	3130	0,68	1,28	5,36	19
nach Abzug von 5% Ausnutzungsverlust:			40771	1142	1299	5844	22417	25929	150	89203	19,48	36,44	152,62	534
Ernährungs-Ist je Tag:			1359	38	43	195	747	864	5	2974	0,65	1,22	5,09	18

Wichtige Verhältniswerte:

Eiweiß zu Fett zu Kohlenhydraten = täglich 38 g : 43 g : 195 g oder 156 kcal. : 400 kcal. : 800 kcal. oder 12 kcal.% : 29 kcal.% : 59 kcal.%

Animalisches Eiweiß zu vegetabilischem Eiweiß = täglich 24 g : 14 g oder 63% : 37 % (Prozentwerte im Verhältnis zum Istanfall von 38 g)

Animalisches Eiweiß zu vegetabilischem Eiweiß = täglich 24 g : 14 g oder 60% : 35% (Prozentwerte im Verhältnis zum Ernährungssoll von 40 g)

Ernährungsbilanz für Kinder von 5 bis 9 Jahren auf der Basis von 1800 Kalorien Tagesbedarf

Lebensmittel und ihre Aufteilung	Monatsration	Kalorien		Hauptnährstoffe			Mineralstoffe			Vitamine				
		in 100 g Subst.	im Monat	Eiweiß	Fett	Kohlenhydrate	Calcium	Phosphor	Eisen	A	B_1	B_2	Nic.-amid	C
	g			g	g	g	mg	mg	mg	I. E.	mg	mg	mg	mg
Ernährungs-Soll je Tag:			54000 (=tgl. 1800)	55	50	271	1000	1000	10	2200	1,00	1,50	10,00	75 (50)
Ernährungs-Ist														
A. Noch bewirtschaftete Lebensmittel														
Kinderkarte 5 bis 9														
I. Fleisch:	900													
eingeteilt in:														
1. Fleisch .... 600 g														
2. Wurst .... 300 g														
unterteilt in:														
1a) Schwein I .... 400 g		262	1048	62	85	1	40	800	12	0	2,40	1,00	22,00	0
b) Rind II .... 200 g		219	438	31	33	1	20	400	6	300	0,30	0,50	10,00	0
2a) Leberwurst .... 100 g		211	211	7	19	0	20	150	5	400	0,09	—	5,00	—
b) Blutwurst .... 100 g		463	463	14	44	0	20	100	3	400	0,09	—	5,00	—
c) Mettwurst i. Verh. 1 : 0,75 = 75 g Ware 100 g		478	359	15	32	0	8	150	2	75	0,07	—	3,75	—
Fleisch insgesamt:			2519	129	213	2	108	1600	28	1175	2,95	1,50	45,75	0
II. Fett:	900													
ausgegeben in Form von:														
Butter .... 900 g		750	6750	6	720	5	135	180	2	30996	0	0	0	0
III. Zucker......................	1600	410	6560	0	0	1597	—	—	—	0	0	0	0	0
IV. Vollmilch: ¼ l tgl.	7500	57	4275	255	188	360	9000	6750	8	15000	3,00	15,00	22,50	98
Summe A:			*20104*	*390*	*1121*	*1964*	*9243*	*8530*	*38*	*47171*	*5,95*	*16 50*	*68,25*	*98*

Lebensmittel und ihre Aufteilung	Monatsration	Kalorien		Hauptnährstoffe			Mineralstoffe			Vitamine				
		in 100 g Subst.	im Monat	Eiweiß	Fett	Kohlenhydrate	Calcium	Phosphor	Eisen	A	B_1	B_2	Nic.-amid	C
	g			g	g	g	mg	mg	mg	I. E.	mg	mg	mg	mg
B. Frei käufliche Lebensmittel														
Brot: 4 Scheiben tgl.	6000	251	15060	378	54	3174	1500	12000	90	—	12,00	4,20	48,00	0
Brötchen: 1 Stück tgl.	1500	270	4050	102	8	867	150	1425	22	0	1,50	0,75	13,50	0
30 Mittagessen	—	(500)	15000	456	78	3006	5136	11742	159	148620	18,00	16,50	173,40	1029
Nudeln	250	341	853	25	2	180	37	325	5	—	1,00	—	—	0
Obst (40 g tgl.)	1200	i.D.62	744	6	—	169	120	160	3	668	0,60	0,60	6,00	84
dazu HO-Käufe Käse (Mager-)	600	201	1206	234	16	24	6300	3180	3	Spur	0,18	2,16	4,20	Spur
Summe B:			*36913*	*1201*	*158*	*7420*	*13243*	*28832*	*282*	*149288*	*33,28*	*24,21*	*245,10*	*1113*
Summe A + B:			57017	1591	1279	9384	22486	37362	320	196459	39,23	40,71	313,35	1211
je Tag:			1901	53	43	313	750	1245	11	6549	1,31	1,36	10,45	40
nach Abzug von 5% Ausnutzungsverlust:			54166	1512	1215	8915	21362	35494	304	186636	37,27	38,67	297,68	1150
Ernährungs-Ist je Tag:			1806	50	41	297	712	1183	10	6221	1,24	1,29	9,92	38

Wichtige Verhältniswerte:

Eiweiß zu Fett zu Kohlenhydraten = täglich 50 g : 41 g : 297 g oder 205 kcal. : 381 kcal. : 1218 kcal. oder 11 kcal. % : 21 kcal. % : 68 kcal. %

Animalisches Eiweiß zu vegetabilischem Eiweiß = täglich 23 g : 27 g oder 46% : 54% (Prozentwerte im Verhältnis zum Istanfall von 50 g)

Animalisches Eiweiß zu vegetabilischem Eiweiß = täglich 23 g : 27 g oder 42% : 49% (Prozentwerte im Verhältnis zum Ernährungssoll von 55 g)

Ernährungsbilanz für Kinder von 9 bis 15 Jahren auf der Basis von 2600 Kalorien Tagesbedarf

Lebensmittel und ihre Aufteilung	Monatsration	Kalorien		Hauptnährstoffe			Mineralstoffe			Vitamine				
		in 100 g Subst.	im Monat	Eiweiß	Fett	Kohlenhydrate	Calcium	Phosphor	Eisen	A	B_1	B_2	Nic.-amid	C
	g			g	g	g	mg	mg	mg	I. E.	mg	mg	mg	mg
Ernährungs-Soll je Tag:			78000 (=tgl. 2600)	75	60	423	1200	1500	12	2500	1,50	1,80	12,00	125 (75) (50)
Ernährungs-Ist														
A. Noch bewirtschaftete Lebensmittel														
Kinderkarte 9 bis 15														
I. Fleisch:	1050													
eingeteilt in:														
1. Fleisch .... 500 g														
2. Wurst .... 550 g														
unterteilt in:														
1a) Schwein I .... 300 g		262	786	47	64	1	30	600	6	0	1,80	0,75	16,50	0
b) Rind II .... 200 g		219	438	31	33	1	20	400	6	300	0,30	0,50	10,00	0
2a) Leberwurst .... 200 g		211	422	14	39	1	40	300	10	800	0,18	0	10,00	0
b) Blutwurst .... 150 g		463	695	21	65	0	30	150	5	600	0,14	0	7,50	0
c) Mettwurst i. Verh. 1 : 0,75 = 150 g Ware 200 g		478	717	29	64	0	15	300	5	150	0,14	0	7,50	0
Fleisch insgesamt:			3058	142	265	3	135	1750	32	1850	2,56	1,25	51,50	0
II. Fett:	1050													
ausgegeben in Form von:														
1. Butter.............. 525 g		750	3938	4	420	3	79	105	1	18081	0	0	0	0
2. Margarine............ 175 g		748	1309	1	140	1	26	35	0	0	0	0	0	0
3. Schlachtfett(Speckbasis) 350 g		714	2499	31	255	0	7	140	—	0	0	0	0	0
Fett insgesamt:			7746	36	815	4	112	280	1	18081	0	0	0	0
III. Zucker......................	1600	410	6560	0	0	1597	—	—	—	0	0	0	0	0
IV. Milch (Mager-): ¼ l tgl.	7500	37	2775	278	15	360	9000	6750	8	0	3,00	11,25	22,50	98
Summe A:			*20139*	*456*	*1095*	*1964*	*9247*	*8780*	*41*	*19931*	*5,56*	*12,50*	*74,00*	*98*

Lebensmittel und ihre Aufteilung	Monatsration	Kalorien		Hauptnährstoffe			Mineralstoffe			Vitamine				
		in 100 g Subst	im Monat	Eiweiß	Fett	Kohlenhydrate	Calcium	Phosphor	Eisen	A	B_1	B_2	Nic.-amid	C
	g			g	g	g	mg	mg	mg	I. E.	mg	mg	mg	mg
B. Frei käufliche Lebensmittel														
Brot: 8 Scheiben tgl.	12000	251	30120	756	108	6348	3000	24000	180	—	24,00	8,40	96,00	0
Brötchen: 1 Stück tgl.	1500	270	4050	102	8	867	150	1425	22	—	1,50	0,75	13,50	0
30 Mittagessen	—	(500)	15000	456	78	3006	5136	11742	159	148620	18,00	16,50	173,40	1029
Nudeln	300	341	1023	30	2	217	45	390	6	—	1,20	—	—	0
Kartoffeln (80 g tgl. zusätzlich)	2400	72	1728	36	5	377	240	1440	19	0	2,40	1,68	24,00	168
Gemüse (90 g tgl. zusätzlich)	2700	i.D.33	891	57	7	144	1447	1239	24	48254	3,19	2,70	8,72	225
Obst (50 g tgl.)	1500	i.D.62	930	8	—	212	150	200	4	836	0,75	0,75	7,50	105
Marmelade	500	282	1410	4	—	338	100	100	5	833	0,20	0,09	0,84	59
dazu HO-Käufe														
Käse (Mager-)	900	201	1809	351	24	36	9450	4770	5	Spur	0,27	3,24	6,30	Spur
Blutwurst	500	463	2315	69	218	1	100	500	15	2000	0,45	—	25,00	0
Margarine	250	748	1870	1	200	1	37	50	1	0	0	0	0	0
Weizenkleingebäck	300	290	870	29	3	174	90	150	3	—	0,30	0,15	2,70	0
Summe B:			*62016*	*1899*	*653*	*11721*	*19945*	*46006*	*443*	*200543*	*52,26*	*34,26*	*357,96*	*1586*
Summe A + B:			82155	2355	1748	13685	29192	54786	484	220474	57,82	46,76	431,96	1684
je Tag:			2739	79	58	456	973	1826	16	7349	1,93	1,56	14,40	56
Nach Abzug von 5% Ausnutzungsverlust:			78048	2238	1660	13001	27733	52047	460	209450	54,93	44,42	410,36	1600
Ernährungs-Ist je Tag:			2602	75	55	433	924	1735	15	6982	1,83	1,48	13,68	53

Wichtige Verhältniswerte:

Eiweiß zu Fett zu Kohlenhydraten = täglich 75 g : 55 g : 433 g oder 308 kcal. : 512 kcal. : 1775 kcal. oder 12 kcal.% : 20 kcal.% : 68 kcal.%

Animalisches Eiweiß zu vegetabilischem Eiweiß = täglich 31 g : 44 g oder 41% : 59% (Prozentwerte im Verhältnis zum Ernährungssoll von 75 g)

Animalisches Eiweiß zu vegetabilischem Eiweiß = täglich 31 g : 44 g oder 41% : 59% (Prozentwerte im Verhältnis zum Istanfall von 75 g)

II. Ernährungsbilanznormen in graphischer Darstellung

Ernährungsbilanz für einen Arbeiter auf der Basis von 3000 Kalorien Tagesbedarf

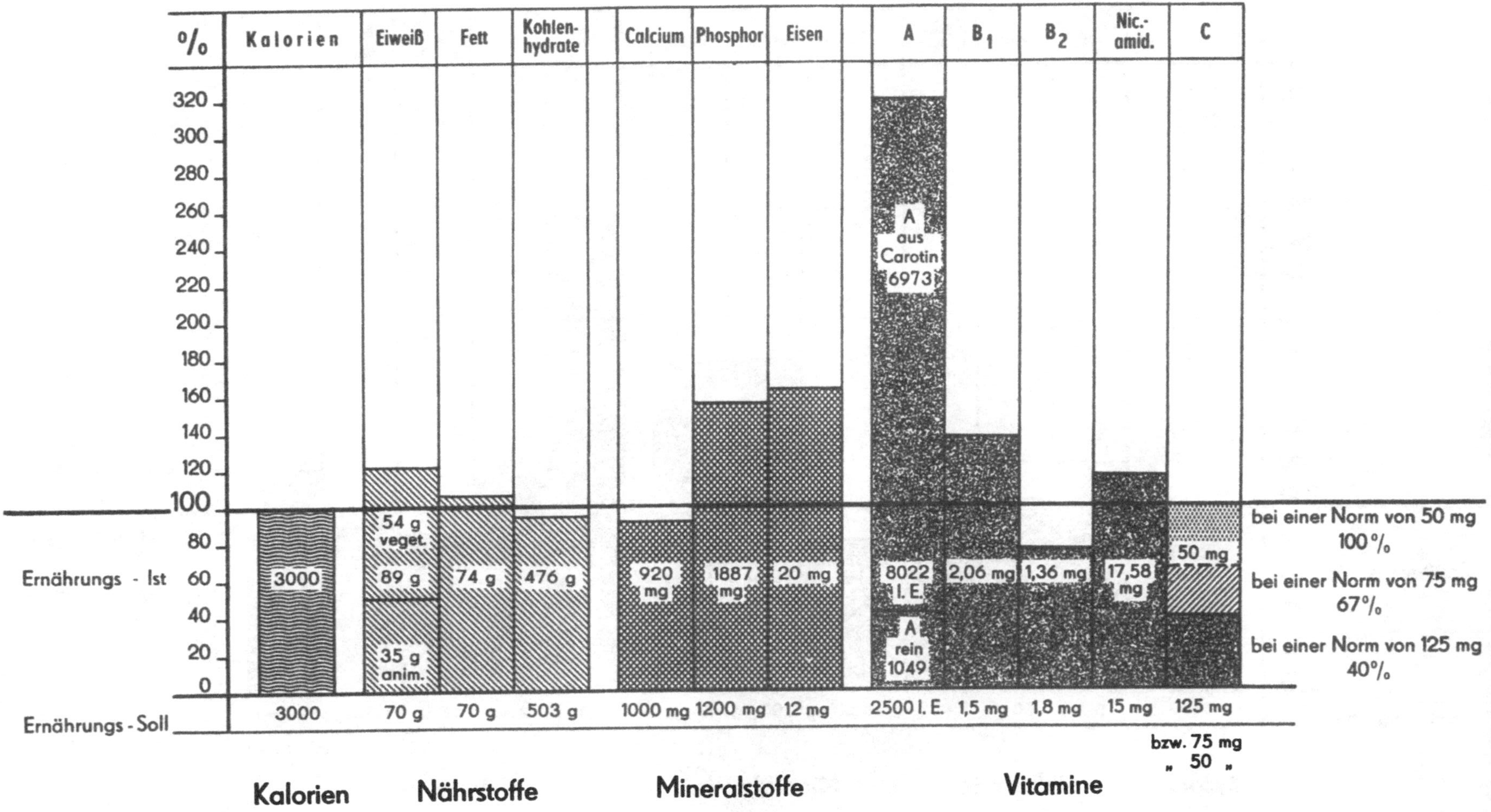

Ernährungsbilanz für Mittelschwerarbeitende auf der Basis von 3400 Kalorien Tagesbedarf

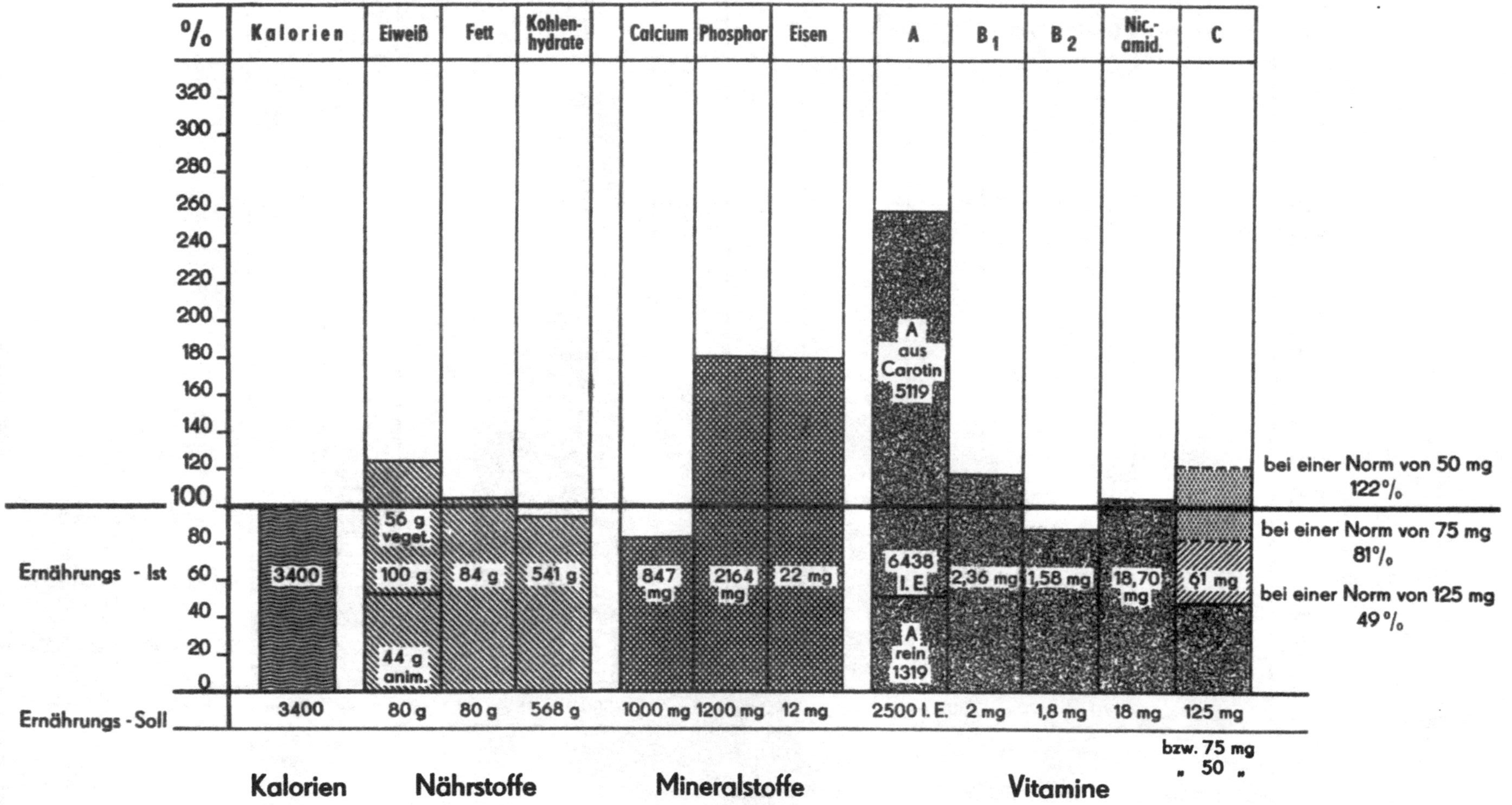

Ernährungsbilanz für einen Schwerarbeiter auf der Basis von 3900 Kalorien Tagesbedarf

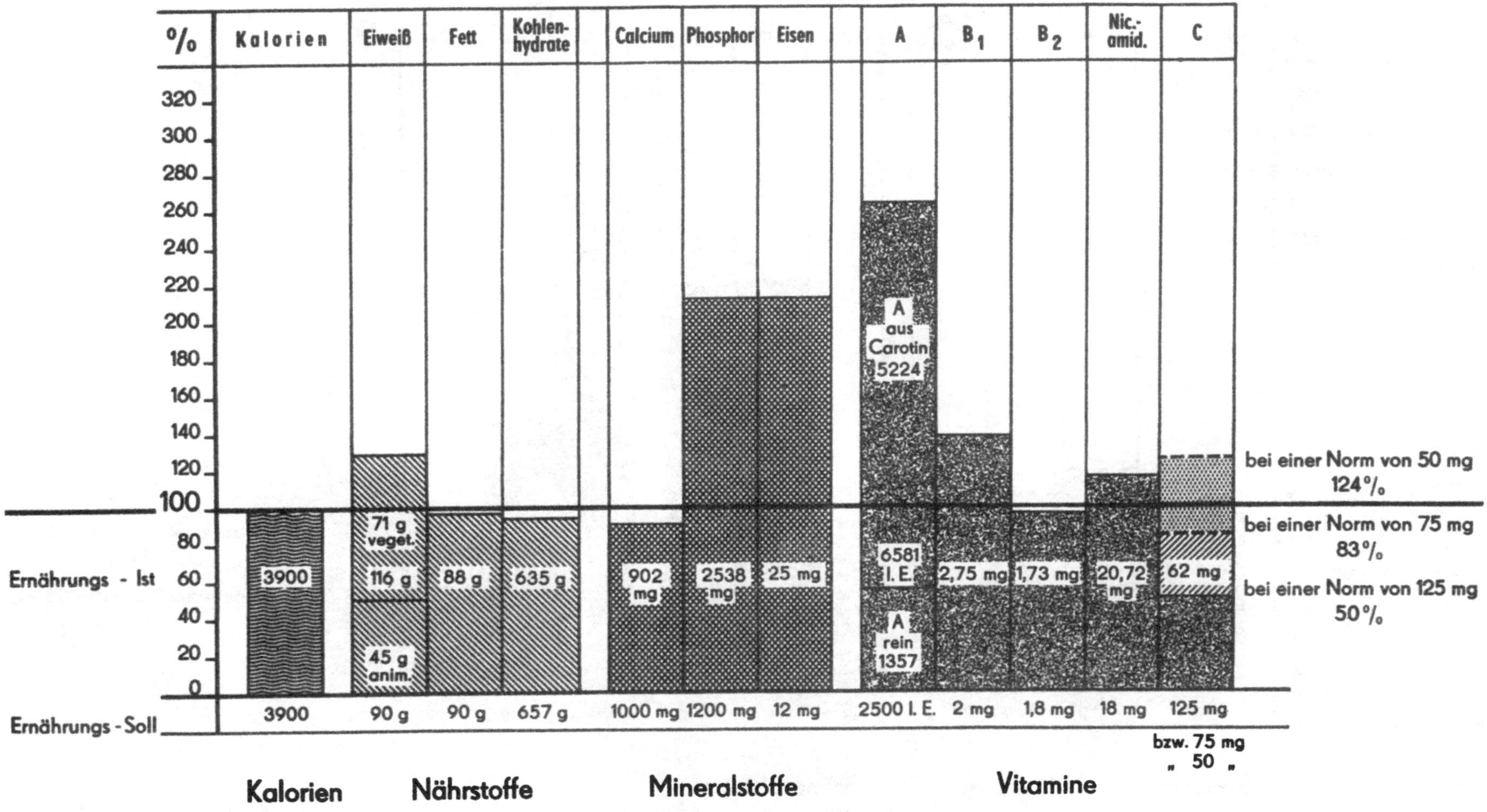

Ernährungsbilanz für einen Schwerstarbeiter auf der Basis von 4200 Kalorien Tagesbedarf

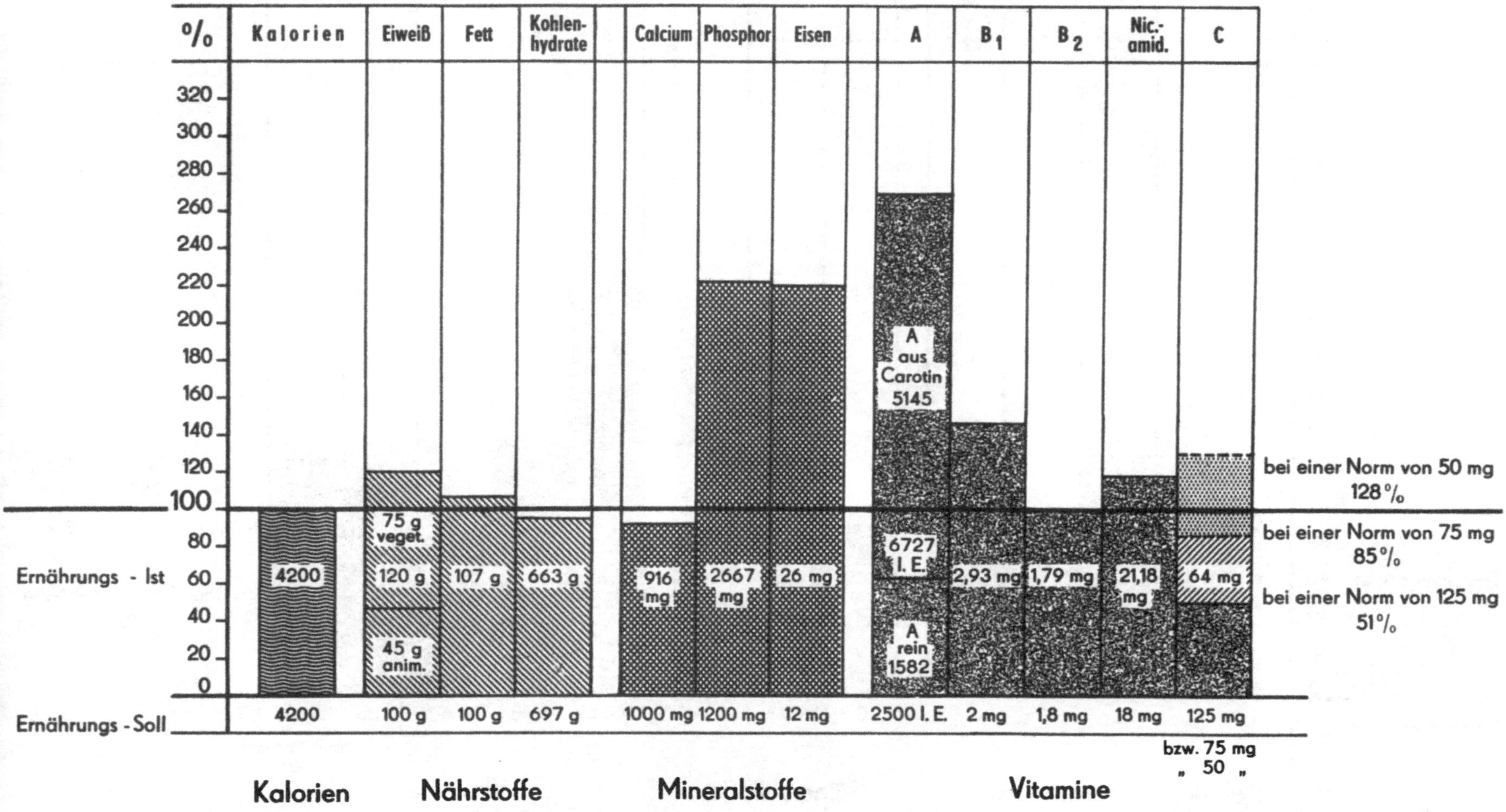

Ernährungsbilanz für einen Schwerstarbeiter auf der Basis von 4500 Kalorien Tagesbedarf

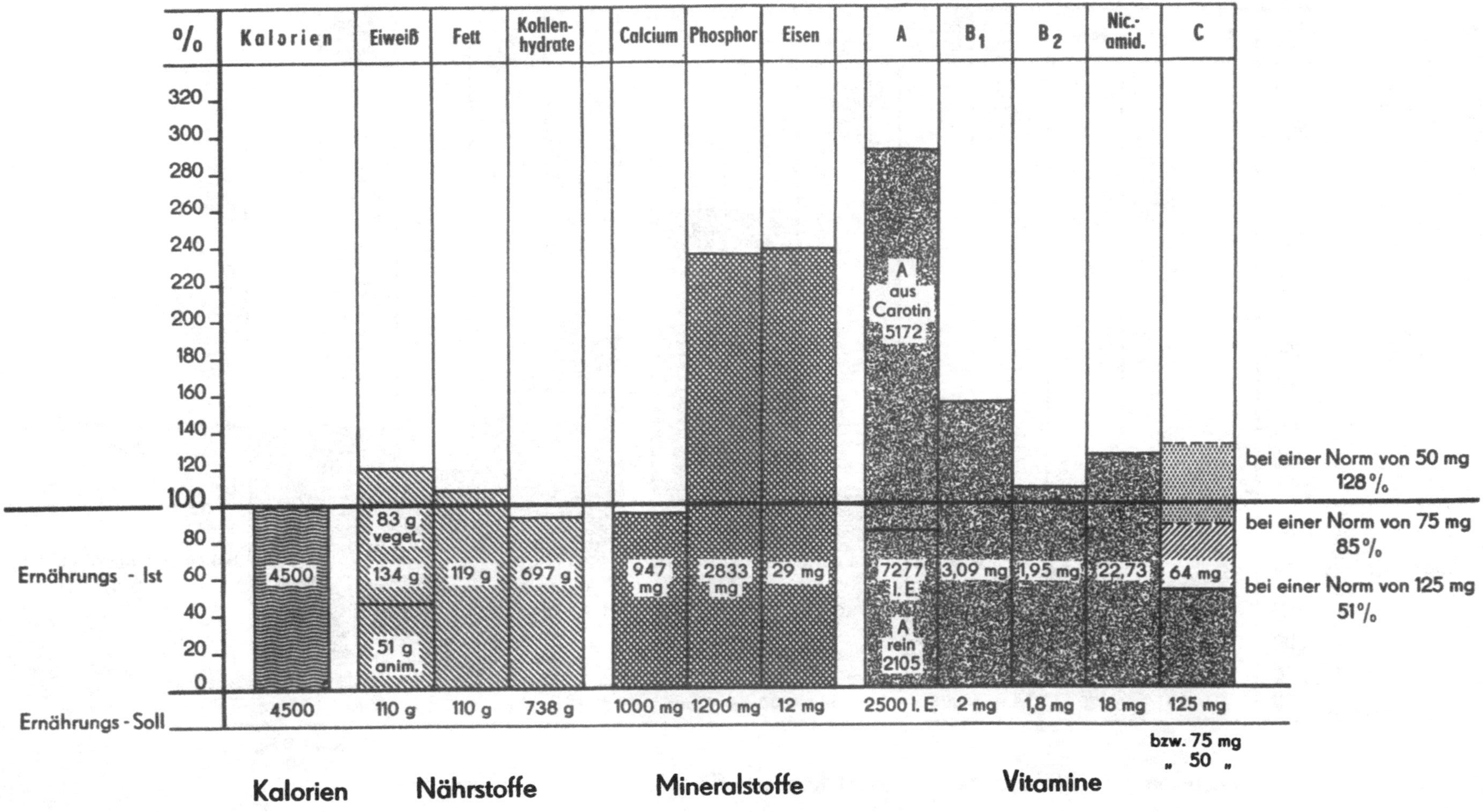

Ernährungsbilanz für einen Schwerstarbeiter auf der Basis von 5000 Kalorien Tagesbedarf

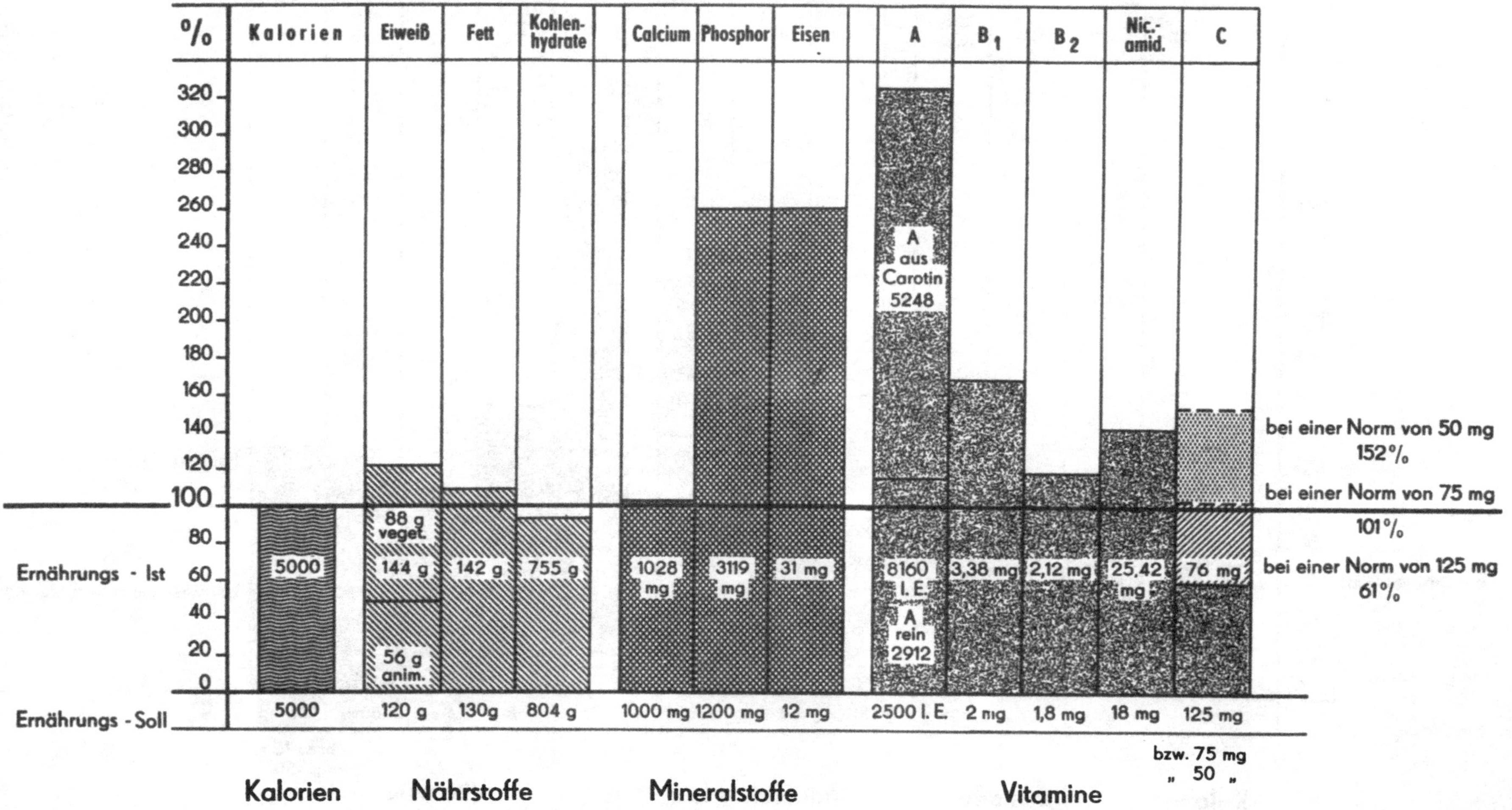

Ernährungsbilanz für eine weibl. Bürokraft auf der Basis von 2200 Kalorien Tagesbedarf

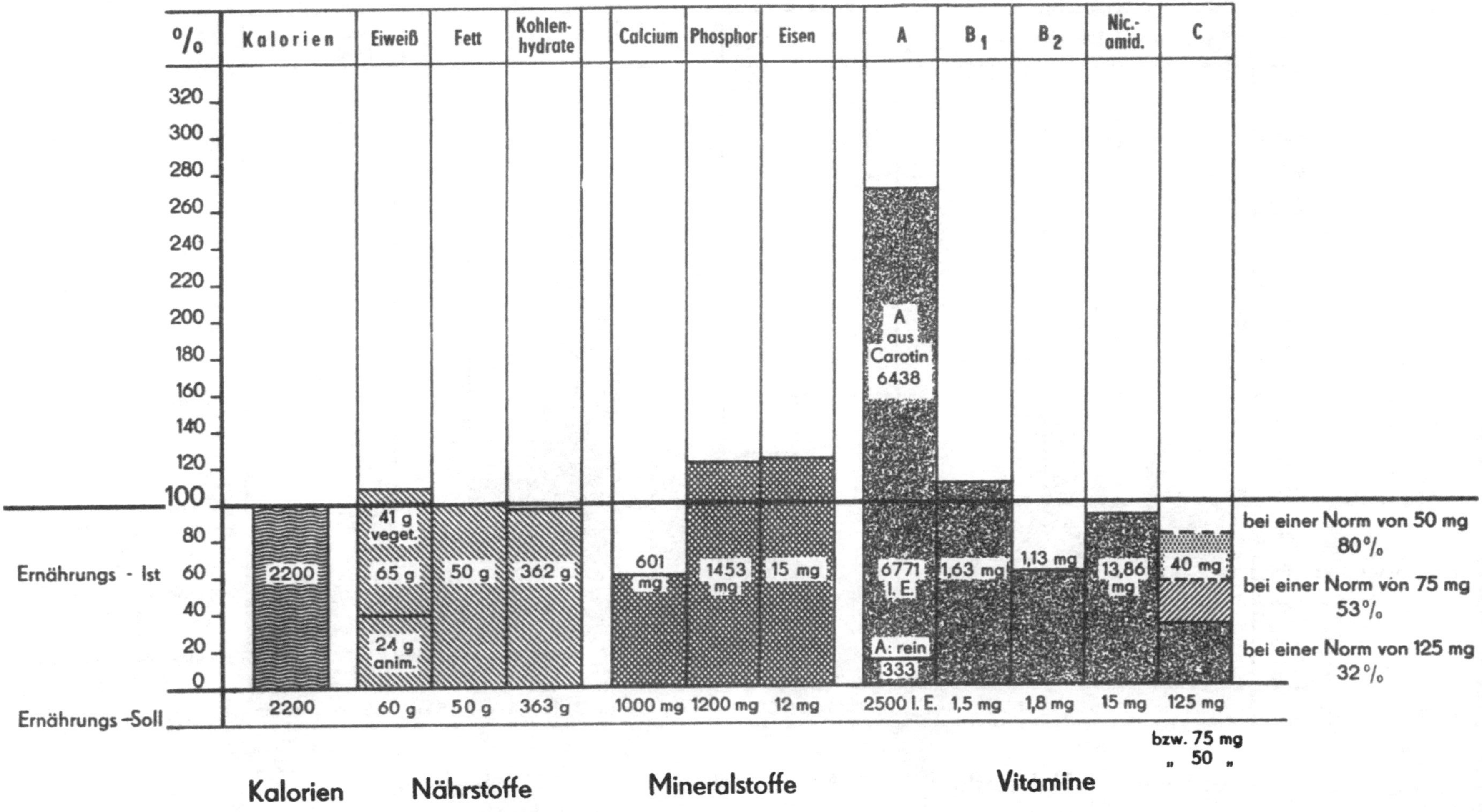

Ernährungsbilanz für eine weibliche Bürokraft mit zusätzlich zweistündiger Hausarbeit auf der Basis von 2400 Kalorien Tagesbedarf

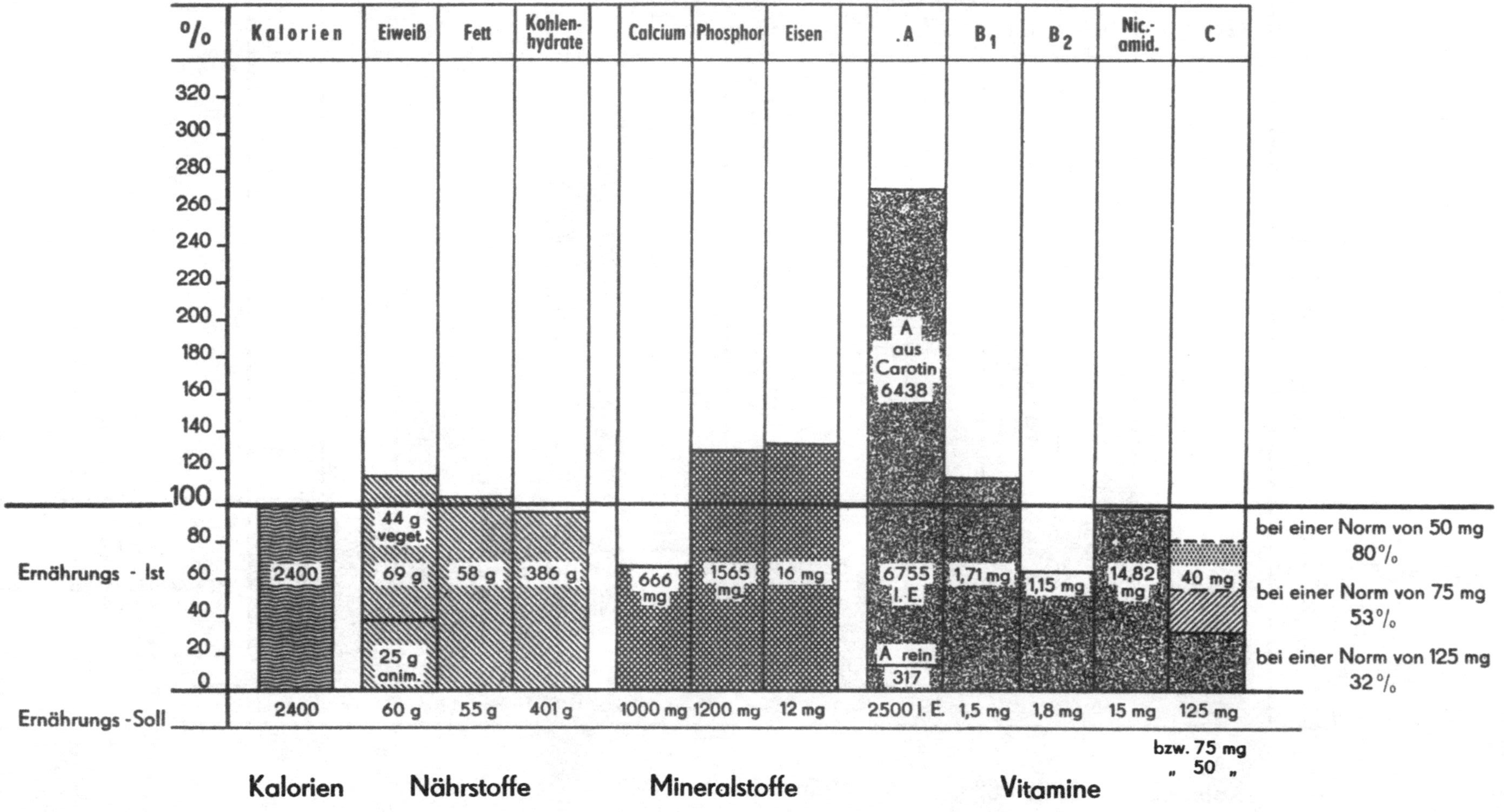

Ernährungsbilanz für eine Hausfrau auf der Basis von 2800 Kalorien Tagesbedarf

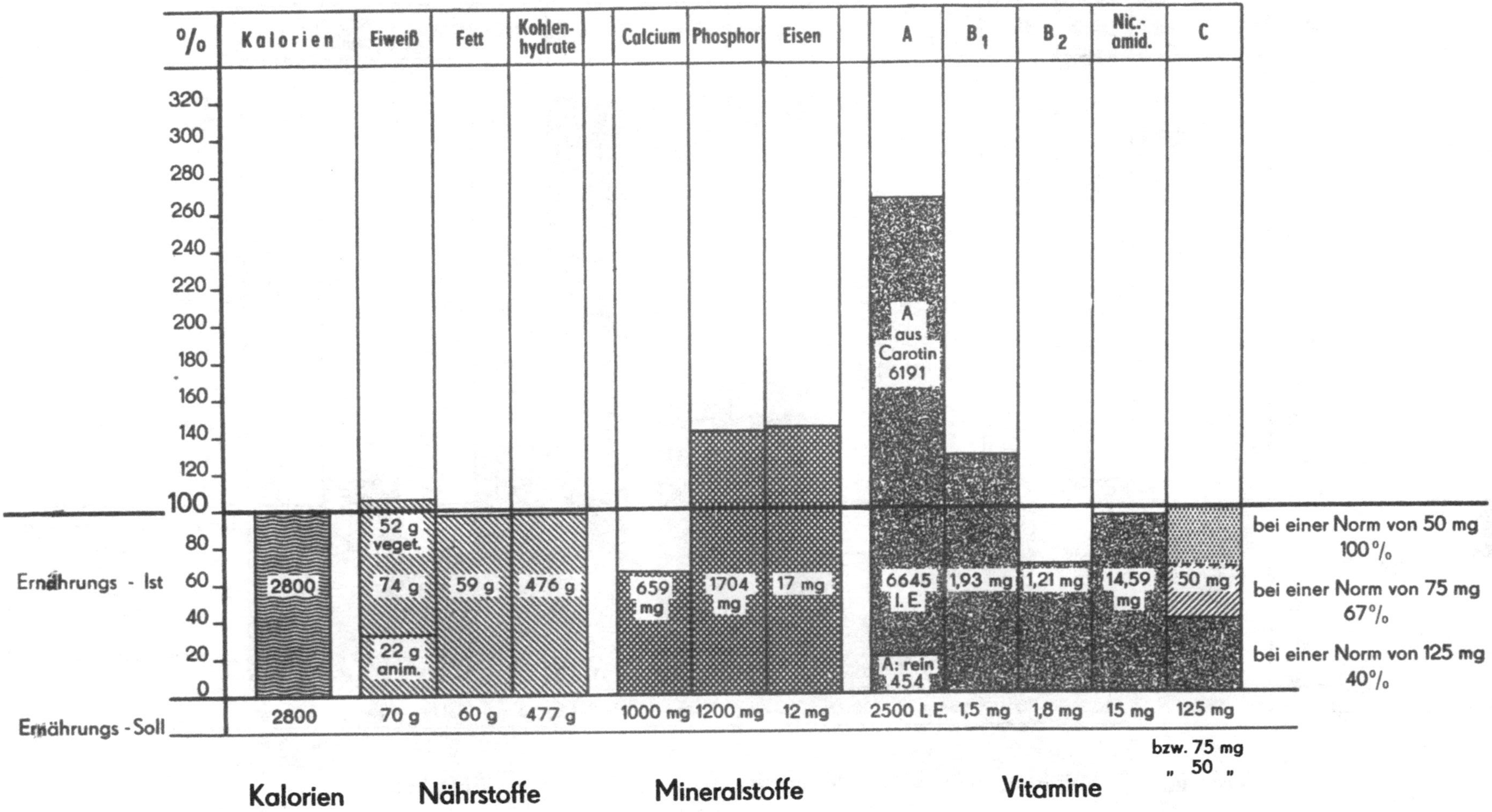

Ernährungsbilanz für qualifizierte Arbeitskräfte ohne wesentliche physische Anstrengung (Facharbeiter) auf der Basis von 2800 Kalorien Tagesbedarf

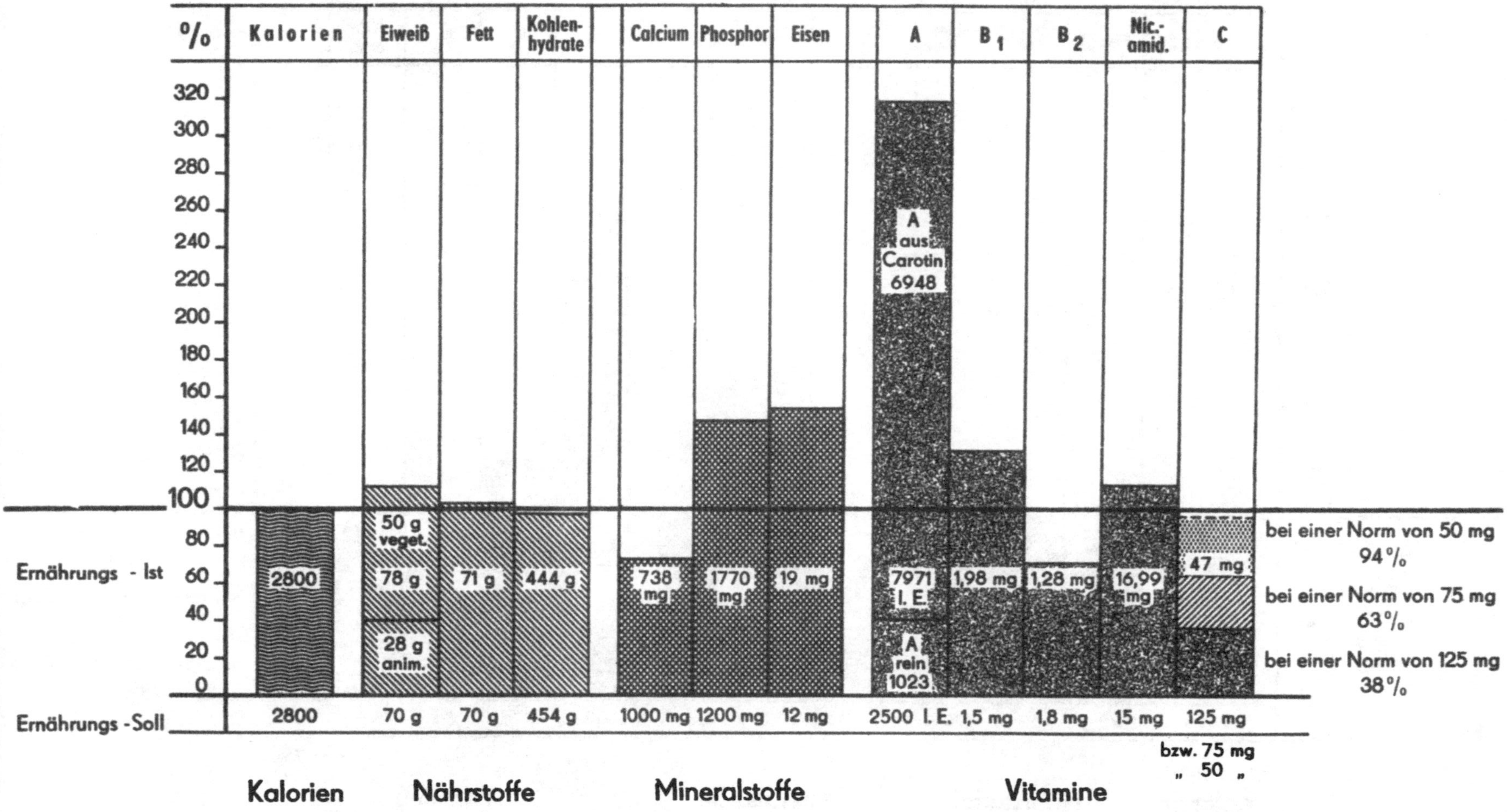

Ernährungsbilanz für Kinder von 0 bis 5 Jahren auf der Basis von 1350 Kalorien Tagesbedarf

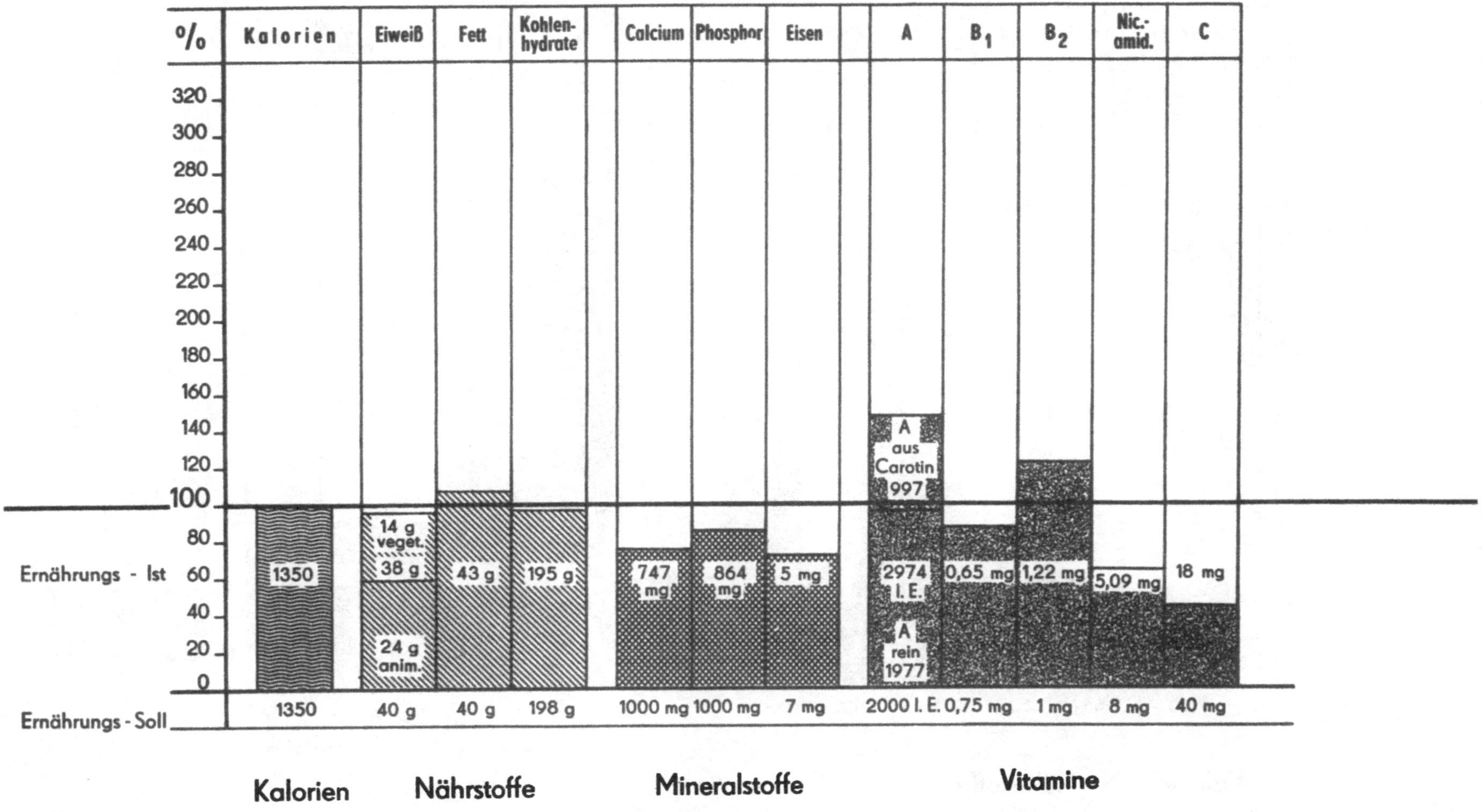

Ernährungsbilanz für Kinder von 5 bis 9 Jahren auf der Basis von 1800 Kalorien Tagesbedarf

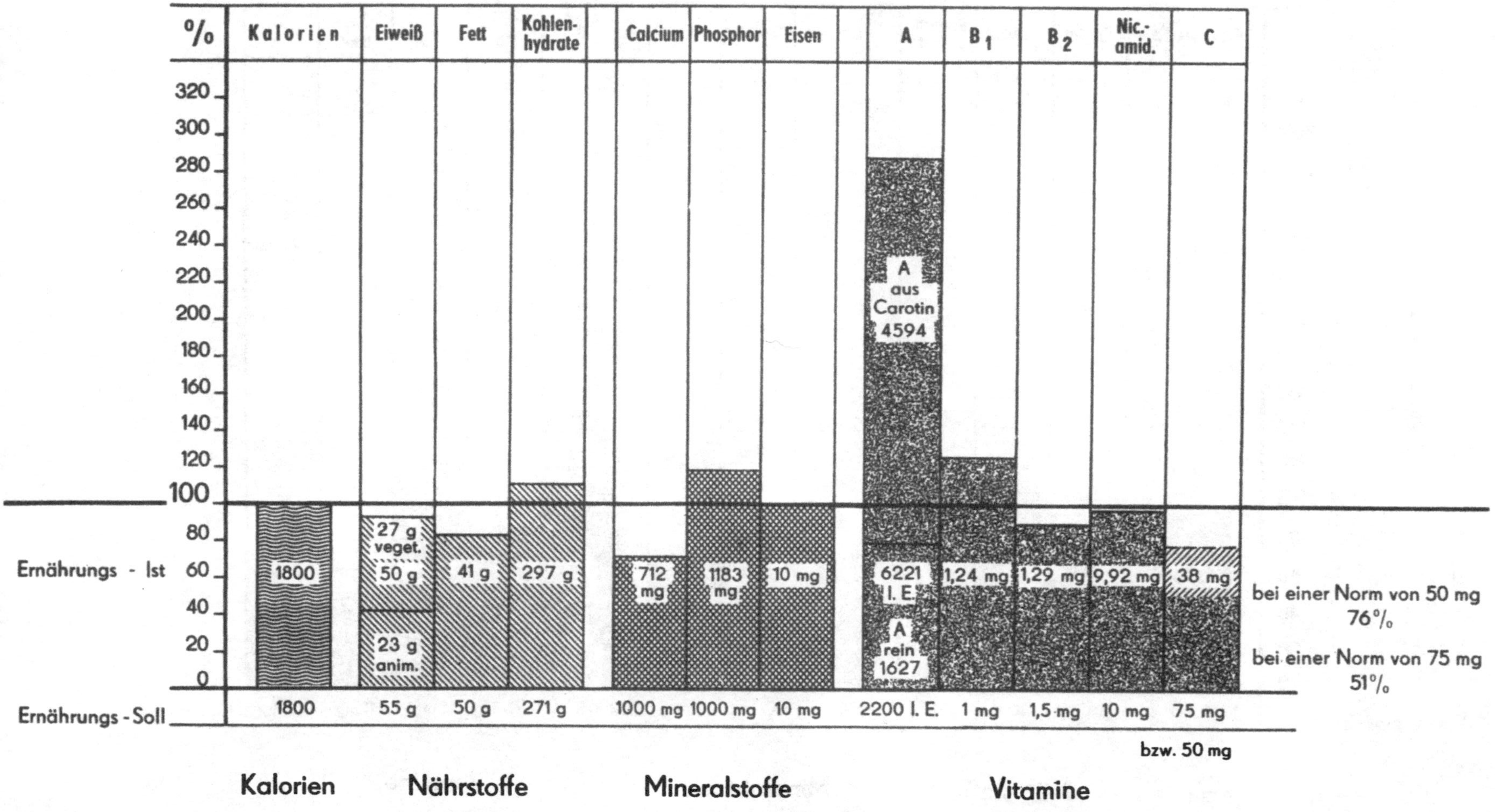

Ernährungsbilanz für Kinder von 9 bis 15 Jahren auf der Basis von 2600 Kalorien Tagesbedarf

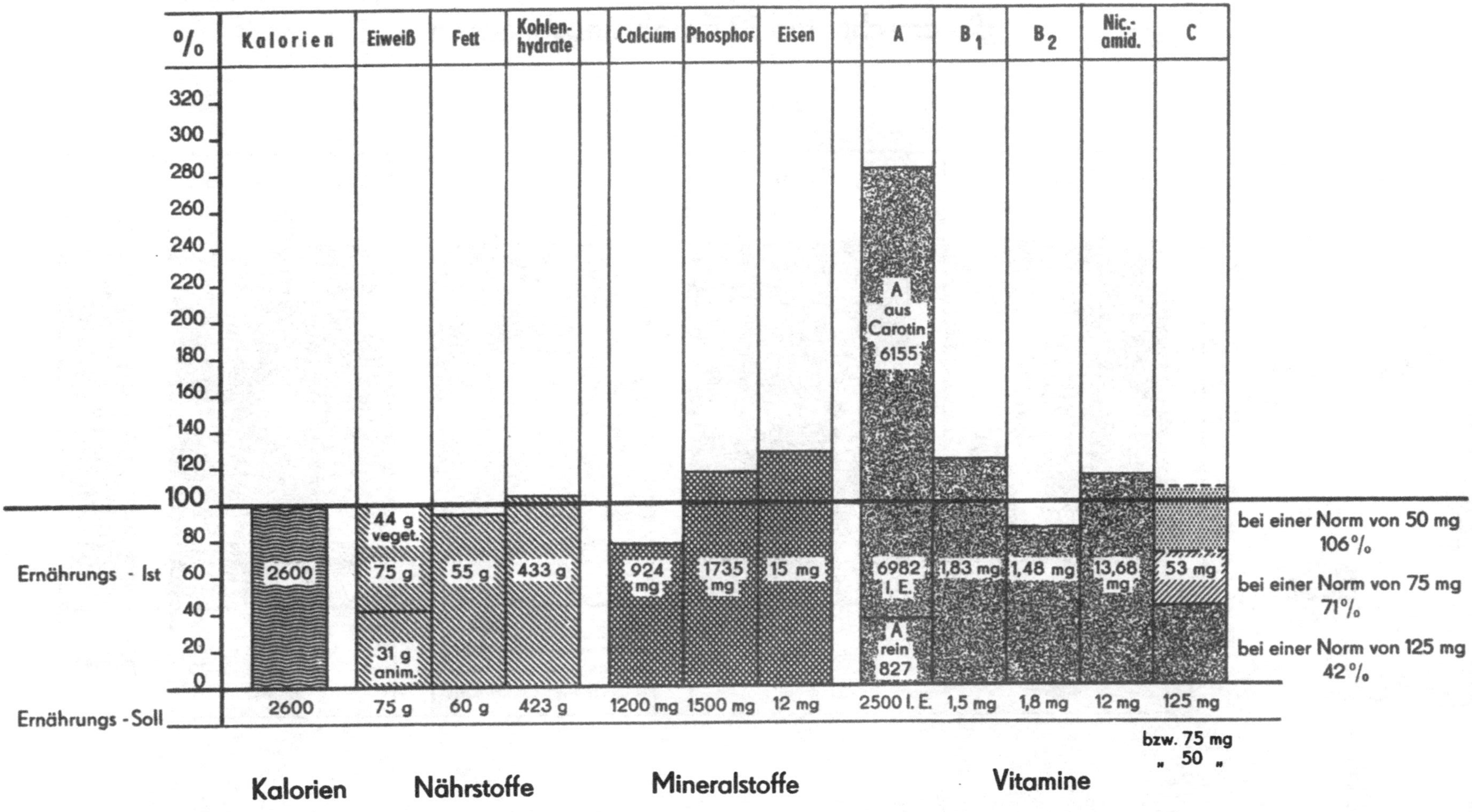

Prozentuale Anteile an den Hauptnährstoffen Eiweiß, Fett, Kohlenhydrate im Anschluß an die errechneten 13 Ernährungsbilanzen

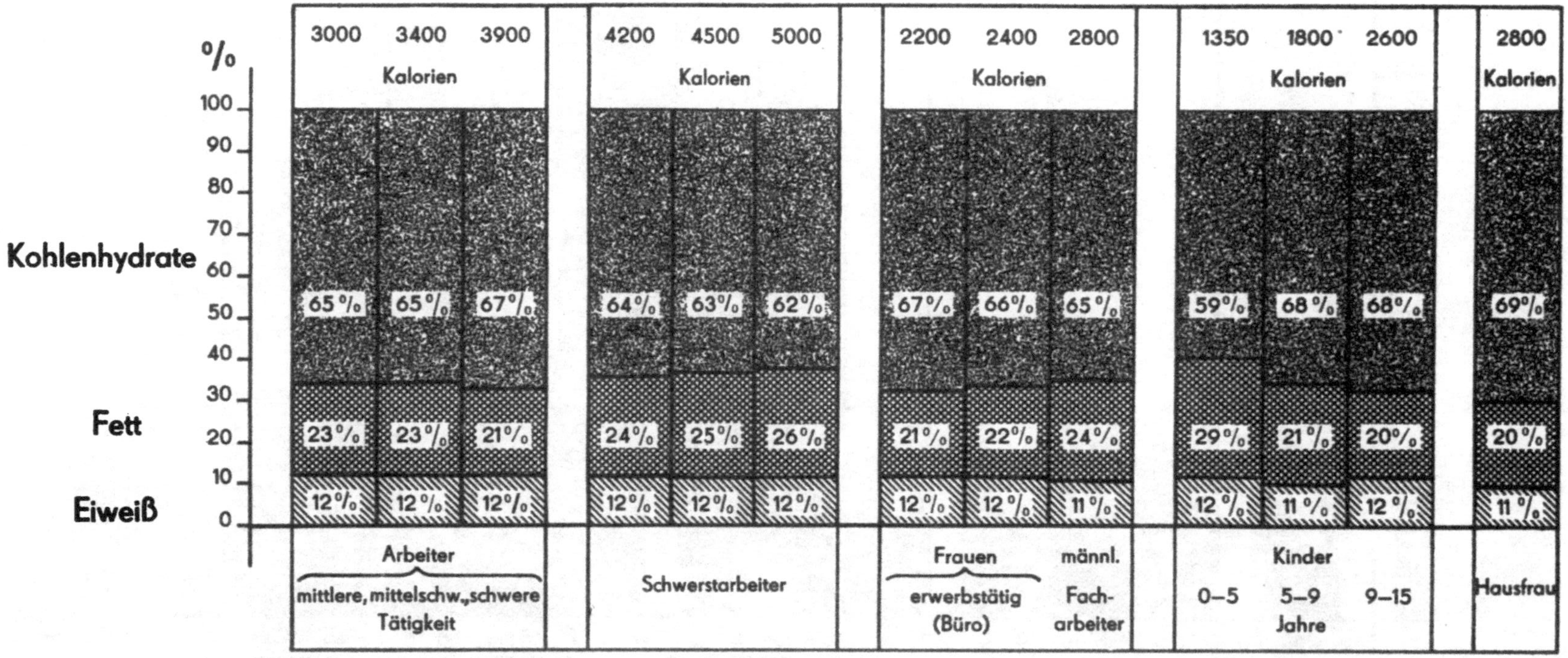

FSC
www.fsc.org
MIX
Papier | Fördert gute Waldnutzung
FSC® C083411

Kolibri 360 GmbH
Ferdinand-Jühlke-Straße 7
99095 Erfurt, Deutschland
produktsicherheit@kolibri360.de